AF158790

THE BIG BOOK OF BEAUTY
2

Constantin Herrmann

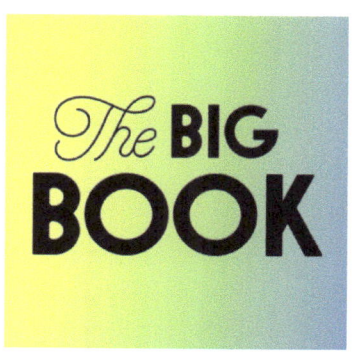

WIDMUNG

Wir zwei, die wir an diesem Buch gearbeitet haben, nämlich Mathias Leidgschwendner (Titeldesign) und ich, wir widmen dieses Buch einfach mal **ALLEN MENSCHEN.**

Allen beauty-addicts, allen die sich über Komplimente freuen, allen die mit einem Lächeln statt zornig hängenden Mundwinkeln durchs Leben laufen. Vor allem aber all jenen, die mit Beauty nicht so selbstverständlich geboren wurden, sondern sich ihr Ich erst erarbeiten mussten. Denen, die ihr Selbstwertgefühl, ihre Selbstliebe erst finden mussten. Die früher unter Mobbing, Ausgrenzung litten, oder schlichtweg Dinge an sich im Spiegel nicht mochten. Dieses Buch ist voller Liebe und Respekt nicht nur ein Ratgeber, sondern auch eine Verbeugung: Vor allen Menschen, die den Widrigkeiten des Alltags trotzen und sich selber definieren, statt sich einem starren Rahmen voller Erwartungen zu unterwerfen. Immer dran denken:

Anderssein ist eine Superpower!

Reißt die Grenzen ein, die Euch daran hindern, Euer schönstes Ich auszuleben! Seid happy, seid stark, und vor allem: Fühlt Euch wunderschön!

THE BIG BOOK OF BEAUTY

Teil 2:
Anti-Aging

Die ultimativ besten Experten-Tricks aller Zeiten

Constantin Herrmann

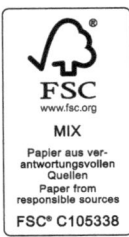

Impressum
Bibliografische Information der Deutschen Nationalbibliothek: Die Deutsche Nationalbibliothek verzeichnet diese Publikation in der Deutschen Nationalbibliografie; detaillierte bibliografische Daten sind im Internet über dnb.dnb.de abrufbar.

Copyright © 2021 Constantin Herrmann

Alle Rechte vorbehalten.

ISBN: 9783743154353

Herstellung und Verlag: BoD – Books on Demand, Norderstedt

Über den Autor:

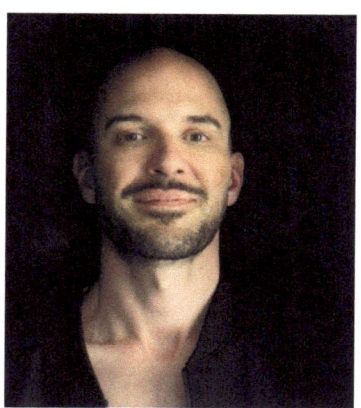

Constantin Herrmann ist Deutschlands bekanntester Beauty-Journalist. Er arbeitet seit über 20 Jahren als Autor für Hochglanzmagazine wie Glamour, myself, Instyle, Vogue und GQ. Bis heute saß er in über 3.000 Vorträgen, Mediziner-Kongressen, Presse-Veranstaltungen und Symposien. Er hat Vorträge gehalten vor Ärzten, Journalisten und Influencern - und nach eigener Aussage mehr als (unfassbare) 5.000 Cremes, Seren, Gele und Lotionen an sich selbst getestet.
So viel Erfahrung hinterlässt natürlich seine Spuren:
Wie ein wandelndes Beauty-Lexikon kennt er so ziemlich jeden guten Wirkstoff, jede Behandlung beim Dermatologen, und jede große Kosmetik-Marke. Und all dieses Wissen steckt er jetzt in Bücher.
Ach ja, und: Er liebt Botox. Und Hyaluronfiller. Und steht dazu.

Inhaltsverzeichnis

Vorwort

1	Mit 20, 30, 40, 50: Welche Haut braucht welche Pflege?	Seite 13
2	Was verursacht denn überhaupt Hautalterung? Und was hilft dagegen?	Seite 33
3	Wie man glücklich älter wird! Oder: Warum altern Menschen eigentlich so ungern?	Seite 59
4	Die Sprache der Falten. Oder: So behandeln Beauty-Docs das Gesicht heute	Seite 111

5	Finde dein schönstes ICH	Seite 121
6	Zigaretten, Fast Food, Abgase … Ein Problem, das jede Haut hat	Seite 134
7	Die ultimativ besten Wirkstoffe aller Zeiten	Seite 144
	Schlusswort – und ein Versprechen	Seite 163

Vorwort

Herzlich willkommen, und: ich freue mich riesig, dass Du hier bist. Mein Name ist Constantin, ich bin der Autor dieses Buches, und ich möchte Dir auf den folgenden Seiten meine besten „life-hacks" verraten, also simple, aber geniale Tricks, die Du ab sofort jeden Tag umsetzen kannst. Damit wir beide ganz viel Spaß zusammen haben, lass mich kurz drei Dinge vorab sagen, quasi meine drei „goldenen Versprechen" an Dich.

Versprechen Nummer 1: Kein blabla!
Zugegeben, ich neige dazu, Dinge so zu formulieren, als gäbe es keine Alternative. Ich schreibe zum Beispiel: „Schmink Dich abends ab." Weil das der aktuelle Stand der Wissenschaft ist, dass Haut, die mit Make-up schläft, über Nacht schlechter regenerieren kann. Meine Tipps und Tricks kommen alle aus dem riesigen Wissensschatz, den ich mir über die letzten 20 Jahre als Beauty- und Medizin-Journalist aneignen durfte. Ohne zu übertreiben: Ich habe meine Karriere der Schönheit gewidmet. Ich saß bis heute in über 3.000 Vorträgen, Mediziner-Kongressen, Presse-Veranstaltungen und Symposien. Habe selber Vorträge gehalten, vor Influencern, Journalisten und Ärzten. Ich habe (unfassbar eigentlich) tausende Cremes selbst getestet, meine Lieblings-Dermatologin ist bei mir im Handy auf Kurzwahl gespeichert, und ich probiere alles, was der Markt her gibt an mir selber aus. Wirklich ALLES! Von Botulinumtoxin, über Faden-Lifting bis zur Fett-Weg-Spritze. Kurz gesagt: Ich schreibe nur, wovon ich wirklich felsenfest überzeugt bin. Und wenn ich sage,

Schmink Dich abends ab, ist es für Dich leichter und schneller zu lesen, als wenn ich um den heißen Brei herumrede: „Es empfiehlt sich, abends das Gesicht zu reinigen, auch wenn es Menschen gibt, die sich nicht abschminken, und trotzdem toll aussehen, aber das dürfte eine Minderheit sein. Die Haut ist unser größtes Organ und braucht …" Bla bla bla. **Ich verspreche Dir, ich verzichte in diesem Buch auf alles Bla!** Auch wenn das bedeutet, dass manche Leser:innen mal anderer Meinung sind. Aber das ist das Tolle an unserer Zeit … Du kannst mir direkt sagen, was Du denkst! Schreib mir zum Beispiel auf Instagram: THE_BIG_BOOKS. Ich freue mich über jedes Feedback!

Versprechen Nummer 2:
Dieses Buch habe ich für Dich geschrieben!
Für junge Mädchen genauso wie für erfolgreiche Business-Helden. Für helle Haut, farbigen Teint, Faltenhasser und Pro-Ager, für Problemfälle und natürlich für alle, die sich in ihrer Haut schon rundum wohlfühlen, aber noch mehr aus ihrer Routine herausholen wollen. Schön zu sein, sich sexy zu fühlen und von anderen Komplimente zu sammeln, ist ein Grundbedürfnis aller Menschen. Und dabei möchte ich Dir gerne helfen! Also unterscheide ich auf den folgenden Seiten auch nicht zwischen „for men" oder femininen Produkten. Meiner Auffassung nach ist Pflege unisex. So wie Parfüm nie für Männer oder Frauen sein sollte. Die Unterscheidung nach Geschlechtern ist eine Erfindung der Werbung. Punkt. Bei Düften gilt: Trag doch einfach, was Dir gefällt und steht. Bei Hautpflege ist das nicht anders. Uns wird zwar immer weisgemacht,

es gäbe grundlegende Unterschiede zwischen Männer- und Frauenhaut. Aber in Wahrheit sind solche Kategorien längst überholt. Man muss ja nur mal genauer hinschauen, wie es beim Beauty-Shopping läuft: Kommt eine Frau in die Drogerie, wird sie (im besten Fall) ausführlich beraten. Welcher Hauttyp sie ist, was ihre Bedürfnisse sind, sensibler oder trockener Teint, Mischhaut, oder reifes Alter? Und dann wird sie an Regalwänden voller Produkte entlanggeführt, aus denen sie aussuchen kann. Kommt ein Mann in die Drogerie, ist er einfach nur ein Mann, fertig. Bisschen Feuchtigkeit drauf, das reicht schon. So ein Unsinn. Es gibt Frauen mit sehr dicker, fettiger Haut, und Männer mit zarter, empfindlicher Haut. Schubladen-Denken funktioniert in der heutigen Gesellschaft zum Glück nicht mehr, nur die Kosmetik-Branche klammert sich noch daran. Meine Prognose ist sogar, dass es in zehn Jahren nur noch Unisex-Pflege gibt! Der einzige Unterschied, den ich persönlich akzeptabel finde, ist reine Kopfsache, also psychologisch. Der Großteil der Frauen liebt luxuriöse Tiegel mit weiten Öffnungen, aus denen sie die duftende Creme wie aus einem Honigtopf schöpfen können. Das gibt so ein tolles Gefühl von Luxus. Männer sind da oft pragmatischer und mögen alles mit Pipette, zum Pumpen. Denn das wirkt medizinischer und verspricht dem Unterbewusstsein mehr Effizienz. Aber auch hier: Mach doch, was Dir gefällt … Männer können genauso auf Luxuscremes stehen, und auf das Gefühl aus dem Vollen zu schöpfen. Und es gibt Frauen, die den nüchternen, medizinischen Hauch eines Apothekenfläschchens zu schätzen wissen. **HAUPTSACHE ES WIRKT!**

Versprechen Nummer 3: Du musst nicht viel Geld ausgeben.

Als ich jünger war, wollte ich alles ausprobieren, alles erleben. Und habe mir viele Cremes für unfassbar viel Geld geleistet. Aber im Alter wird man angenehmerweise ja auch ganz von alleine weiser, und etwas reduzierter. Viele Beauty-Fans, mit denen ich spreche, benutzen so täglich irre viele Produkte … es scheint in unser Gehirn implantiert zu sein: Viel bringt viel. Und genau das finde ich (mittlerweile) falsch. Ich bin Fan und Botschafter des gegenteiligen Konzeptes: Alles Unnötige weglassen - und lieber auf das Beste reduzieren. Denn, ganz ehrlich, am Ende ist die wichtigste Zutat in jeder Creme: Wissen. Das Wissen, welche Stoffe, in welcher Kombination und Dosierung am effektivsten auf die Haut wirken. **Also keine Angst, Du wirst am Ende dieses Buches nicht das Bedürfnis haben, Dir dutzende Cremes kaufen zu müssen, oder auf die Luxusliner der Branche umzusteigen.** Gute Pflege heißt für mich vor allem: Wissen, was man braucht, und wann man es braucht. Und der größte Teil meiner „life hacks", über die wir hier sprechen, sind sowieso kostenlose Tricks, die jeder ganz easy umsetzen kann. Und ganz viele meiner Tipps haben noch nicht mal etwas mit Produkten zu tun, die man kaufen kann. Denn wer wirklich schöne Haut haben möchte, muss auf innere Gesundheit umschalten. Schöne Haut nur von außen, das gibt es nicht.

Also, bereit? Dann legen wir los! Ich wünsche Dir viel Spaß beim Lesen …

Dein Constantin

Kapitel 1
MIT 20, 30, 40, 50 … WELCHE HAUT BRAUCHT WELCHE PFLEGE?

Wer mich kennt, weiß dass ich nicht gerne über Studien, Leitsätze oder Ideen spreche, die aus einer anderen Zeit stammen. Herrje, was vor uns liegt ist doch viel spannender, als was man sich so vor 50 Jahren gedacht hat. Und wer heute noch Knigges Benimmregeln für das Maß der Dinge hält, hat den Anschluss an die aktuelle Realität verloren. Oder hast Du dich schon jemals gefragt, wie man den perfekten Knicks macht? Ich habe ein Buch zuhause im Regal stehen, das lautet „Wie man eine gute Ehefrau ist", von 1950. Da wird ein Weltbild gezeichnet, das so altertümlich daherkommt, dass man sich nicht entschieden kann, ob man weinen oder lachen soll. Umso lustiger, dass ausgerechnet *ich* dieses Buch mit einem Zitat aus dem Jahr 1946 eröffne. Aber es passt so toll, und wurde bis heute nicht schlauer auf den Punkt gebracht. Also, was soll's. Regeln sind dazu da, gebrochen zu werden. Auch die eigenen Regeln ;-)

Damals nämlich schrieb die Weltgesundheitsorganisation (WHO): „Gesundheit ist ein Zustand vollkommenen körperlichen, seelischen und sozialen Wohlbefindens und nicht allein das Fehlen von

Krankheit und Gebrechen." Und ich liebe diesen Satz. Denn Gesundheit ist eben nicht (!) das Fehlen von Krankheit - sondern ein Zustand vollkommenen körperlichen, seelischen und sozialen Wohlbefindens. Und darüber möchte ich in diesem Buch (auch) sprechen: Eine Anti-ging creme zu kaufen, kriegt jeder hin. Aber sich schön zu fühlen in jedem Alter, dafür braucht es schon ein bisschen mehr. Nämlich gesunde, wertvolle Ernährung, eine positive Lebenseinstellung, und ganz viel Freude am eigenen Körper. Sonst wird das nichts mit dem „schön altern". Und dazu kommt dann natürlich die Hilfe von Cremes, Seren, Lotionen und der Besuch beim Beauty-Doc, vielleicht sogar inklusive Botox und Fillern. Und genau diesen Spaziergang quer durchs Gemüsebeet möchte ich mit Dir heute antreten. Wir reden über Wirkstoffe in Kosmetik, aber eben auch über Wirkstoffe auf Deinem Teller. Und ganz viel über „Positive Psychologie". Und über Falten, die man feiern kann! Denn jede Falte sagt etwas, hat ihre eigene Sprache. Und manche möchte man lieber loswerden, andere gehören zu dir wie Poren und Haare. Älterwerden ist keine Geschichte von Scham, in der man alles versteckt, färbt oder wegoperiert, was nicht zum Idealbild einer makellosen sexy Zwanzigjährigen oder des coolen jungen Hipster-boys passt. Stattdessen möchte ich Dir helfen, Deine Individualität auszuleben, Dein eigenes persönliches schönstes Ich zu entdecken! Denn - um zurückzukommen zu dem Zitat der WHO: Altwerden heißt nicht, krank werden. Sondern es heißt, einen Zustand vollkommenen körperlichen, seelischen und sozialen Wohlbefindens zu erreichen. Egal, wie alt man ist.

Ein Mythos gleich mal zu Beginn aus dem Weg geräumt: Anti-Aging-Cremes für reife Haut schaden jungem Teint nicht. Punkt. Auch wenn das vor allem Kosmetik-Verkäufer(innen!) immer wieder hartnäckig behaupten. Weder kann man seine Haut damit „überpflegen" noch sie „an Wirkstoffe gewöhnen", oder derlei Unsinn. Das Überpflegen in der Dermatologie gibt es zwar tatsächlich, aber das hat nichts mit Anti-Aging-Wirkstoffen zu tun, sondern meisten mit übertrieben scharfer Reinigung, die den Schutzmantel der Haut zerstört. Und vor allem mit übermäßigem Gebrauch reichhaltiger Cremes. Das kann zu einer „Überfettung" der Haut führen, zu Irritationen und Unreinheiten, denn die Haut braucht Luft zum Atmen und zur Aufrechterhaltung des Gleichgewichtes zwischen Wasser und Fett. Wenn dann noch nach der zu reichhaltigen Creme dick Make-Up aufgetragen wird, dann kommt der Teint aus der Balance. Deswegen kannte man früher das Überpflegen als „Stewardessen-Krankheit": Weil Flugbegleiterinnen wie Mannequins sehr, sehr viel Make-Up trugen, und unten drunter reichhaltige Cremes gegen die trockene Luft an Bord. Und zack, bildeten sich immer mehr Unreinheiten vor allem im Mund- und Kinnbereich (die „periorale Dermatitis").

Wer sich also Anti-Aging-Cremes schon als Teenager leisten möchte, kann das gerne tun. Es bringt halt nur nicht viel.

Besser investiert ist das Geld, wenn man darauf achtet, genau die Wirkstoffe zu kaufen, die man gerade braucht. Und das bedeutet: Es gibt nicht nur verschiedene Hautzustände wie „sensibel" oder „zu Unreinheiten neigend", wie ich bereits geschildert habe („Big Book of Beauty 1: Wunderschöne Haut"), sondern es gibt auch verschiedene Hautbedürfnisse je nachdem, in welchem Alter sich die Haut gerade befindet.

Evolutionsbiologen können einem richtig schlechte Laune machen, zumindest bei mir. Denn sie führen so ziemlich immer und alles auf den Fortpflanzungstrieb zurück. Das nervt manchmal. Zum Beispiel, beim Thema Älterwerden: Rein biologisch gesprochen sind wir Menschen darauf ausgelegt, unsere Gene fröhlich in die nächste Generation zu verteilen. Und die Evolution sagt, diese Phase haben wir mit Ende 30 abgeschlossen. Das bedeutet: Schlagartig sind wir für die Natur nicht mehr so wirklich interessant. Sex und Fortpflanzung spielen keine wesentliche Rolle mehr. Na, herzlichen Dank. Wenn ich mal einen Evolutionsbiologen Ü30 treffen sollte, werde ich aus reinem Protest NICHT mit ihm schlafen. Von wegen, mit 30 ist alles vorbei. So eine Frechheit :-))) Aber dieser Theorie folgend gibt sich der Körper ab da keine Mühe mehr, noch sexuell anziehend zu wirken. Ab 30 setzen die berühmt-berüchtigten Mechanismen der Alterung ein:

Freie Radikale attackieren unsere Zellstrukturen und Proteine immer vehementer. Die sogenannte „Silent Inflammation", im Grunde nichts anderes als diverse, schleichende Entzündungsvorgänge im Körper, lassen den Körper altern. Und die Haut gleich mit. Durch Hormonmangel und Glykosylierung verliert das Gewebe an Elastizität Deswegen ist es wichtig, mit der Zeit zu gehen, und seine Pflege-Routine an die altersbedingten Bedürfnisse der Haut anzupassen:

Haut um die 20:
Den jugendlichen Glow schützen

In jungen Jahren ist die Welt noch in Ordnung, die Haut in bester Laune. Die Hautzellen erneuern sich schnell, nämlich alle 28 Tage, der Teint ist rosig, prall und straff. Die meisten Menschen in dieser Altersgruppe haben eine „Mischhaut", also eher fettig im Bereich von Stirn, Nase und Kinn, manchmal auch mit Unreinheiten und Pickeln. Im übrigen Gesicht dagegen eher normale oder manchmal trockene stellen. Insgesamt aber ist die Haut bei den meisten relativ happy und unkompliziert. Allerdings muss man wissen: Jetzt wird der Grundstein gelegt dafür, wie man in 30 Jahren aussieht. Ständig durchzechte Partynächte und häufige Sonnenbäder, oder eine zu aggressive Reinigung steckt der Teint locker weg. Das rächt sich aber in späteren Jahren! Es ist immer schwer zu erklären, warum man jetzt vorsorgen sollte für später, denn lieber schmeiße ich mich in die Sonne und sehe sexy gebräunt aus, als mir heute den Spaß zu verkneifen, nur um *irgendwann vielleicht* besser auszusehen.

Wahr ist es trotzdem: Wer jetzt mit seinem Aussehen Schindluder betreibt, der braucht sich später nicht zu beschweren. Deswegen gilt in dieser jungen Phase vor allem: Der Haut viel Feuchtigkeit zuzuführen und sie gleichzeitig zu schützen. Tägliche Reinigung, ein sanfter „Toner" (Gesichtswasser) plus eine federleichte Feuchtigkeitspflege reichen als Basis-Programm im Bad aus, denn Feuchtigkeit ist jetzt (noch) wichtiger als Fett, da junge Haut vor allem in der T-Zone zu einer erhöhten Talgproduktion neigt. Also statt auf reichhaltige Cremes eher auf Feuchtigkeits-Superstars wie Hyaluronsäure, Urea oder Glycerin setzen. Sie unterstützen die Haut dabei, Feuchtigkeit besser zu speichern. Antioxidantien können außerdem der Entstehung von Zellschäden vorbeugen können, etwa Vitamin E oder Q10.

Regel Nr. 1 für Haut ab 20:
Smarte sanfte Reinigung

Morgens wird durch die Reinigung überschüssiger Talg, der über Nacht produziert wurde, entfernt. In jungen Jahren reicht aber meistens ein Waschgang mit Wasser. Wer sein Gesicht morgens falsch im Sinne von zu aggressiv reinigt, kann nämlich die natürliche Abwehrbarriere zerstören. Dann wird sie den Rest des Tages damit verbringen, sie wieder aufzubauen, indem sie mehr Talg produziert. Gerade fettige, glänzende Haut wird erleben: Aggressive Reinigungsmittel, heißes Wasser oder trocken-rubbeln mit dem Handtuch führt nur dazu, dass die Haut noch schneller noch mehr fettet. Und trockene, gerötete, sensible Haut wird noch mehr spannen, jucken, sich schuppen. Abends darf man etwas intensiver am Teint arbeiten: Egal, ob du Make-up getragen hast oder nicht, jetzt musst Du Dein Gesicht in jedem Fall reinigen, um über Nacht keine Pickel zu bekommen. Besser als „klärende" Reinigung sind aber zu jeder Uhrzeit super-sanfte Mittel, etwa ein zarter Reinigungsschaum mit Bio-Hamameliswasser oder Eibischwurzel, oder ein erfrischendes Waschgel mit Hyaluronsäure. (Habe ich schon erwähnt, dass ich alles mit Hyaluronsäure verehre? Neben Aloe Vera einer meiner Lieblings-Wirkstoffe überhaupt! Siehe Kapitel xx, alles über die besten - und schlechtesten - Inhaltsstoffe).
Und: Kopfkissenbezüge mindestens einmal die Woche

waschen. Hier sammeln sich hautunfreundlicher Talg, Staub und Bakterien.

Regel Nr. 2:
Peelen, aber richtig

Scrub, Peeling, Schrubb … Namen hat diese Produktgattung viele. Aber alle haben ein Ziel: Verhornungen der Hautoberfläche vorzubeugen, und somit einen rosigen Teint möglichst ohne Mitesser freizulegen. Wichtig ist aber, nicht mit grobkörnigen Scheuermitteln loszulegen, auch wenn es sich super effektiv anfühlt. Viel besser sind Peelings mit Glycol- oder Milchsäure: Sie enthalten keine schrubbenden Partikel, sondern entfernen sanft die obersten Hautschuppen und bringen die darunterliegende Haut zum Vorschein. Aber auch mit der sanften Methode: Maximal dreimal die Woche peelen, das reicht dicke!

Regel Nr. 3:
Sonnenschutz auftragen. Jeden Tag!

Es heißt immer, die Haut vergisst nichts. Das soll bedeuten, jeder Sonnenbrand rächt sich Jahrzehnte später. Ich würde sogar noch eines draufsetzen: Jeder gebräunter Sommerteint ist schon ein Hautschaden. Also auch in jungen Jahren Schützen, was das Zeug hält. Übrigens: Viele glauben ja, dass ein Sonnenschutzmittel mit hohem Lichtschutzfaktor (LSF) das Braunwerden verhindert … und benutzen dann stattdessen Produkte mit niedrigen Faktoren. Das stimmt aber nicht. Auch mit einem starken LSF wird man braun - und: die Bräune hält sogar länger.

Haut ab 30: Die Haut mit Feuchtigkeit fluten

Man merkt es nicht schlagartig an seinem 30. Geburtstag, aber irgendwann in den Jahren danach geht es los, dass erste Veränderungen der Haut loslegen. Die Fettproduktion lässt nach, rund 30 Prozent weniger Talg wird jetzt produziert als noch vor zehn Jahren. Das bedeutet oft, dass Pickel und Mitesser weniger werden, dafür tauchen Trockenheitsfalten auf, vor allem an der Stirn und um die Augen. Die Barrierefunktion der Haut wird zunehmend durchlässiger, die Haut wird per se dünner, der Zellstoffwechsel verlangsamt sich ein wenig. Und ja, hier geht es schon los: Die Spannkraft der Haut lässt bereits nach, das Kollegen-Gerüst beginnt zu wackeln. Daher sieht das Gesicht morgens nach dem Aufstehen zerknautscht aus. Aber das legt sich schnell im Laufe des Tages wieder. Noch!

Einer der wichtigsten Bausteine der Beauty-Routine ist jetzt geballte, hochkonzentrierte Feuchtigkeit … auch für das Collagengerüst! Sogenannte natürliche Feuchthaltefaktoren („NMF") liefern der Haut nicht nur Erfrischung, sondern helfen, die Feuchtigkeit in der Haut zu speichern. Squalan zum Beispiel reduziert den Wasserverlust des Teints, bioaktive Hyaluronsäure hilft, Feuchtigkeit zu binden, und Algenextrakt stimuliert „in der Tiefe" den hauteigenen Aufbau von Hyaluron. Am besten übrigens gleich den Hals miteincremen, denn langsam, aber sicher beißt sich auch hier der Zahn der Zeit fest.

Regel Nr. 1 für Haut ab 30:
Anfangen, ein Serum zu benutzen

Viele glauben ja, Seren wären nur etwas für reife Haut. Das stimmt aber null. Ab 30 gehört ein Anti-Aging-Serum zur Grundausstattung im Badezimmer, das gegen Trockenheitslinien und Mimikfältchen hilft. Ideal wäre zum Beispiel eine leichte Textur mir Retinol (Vitamin A), das Pigmentflecken vorbeugt, beim Aufbau der Hautstruktur hilft und den Teint verfeinert. Viermal pro Woche vor dem Schlafengehen auftragen (nicht morgens, denn Retinol macht die Haut empfindlicher gegen UV-Strahlung!), um dem Teint Strahlkraft und Straffheit zu verleihen.

Regel Nr. 2:
Augencreme verwenden

Wie gesagt: Jetzt kommen die ersten Knitterfalten rund ums Auge. Neben dem Schutz der empfindlichen Hautpartie (Sonnencreme, Sonnenbrille) ist ein erfrischender Feuchtigkeits-Kick ideal, zum Beispiel mit Hyaluronsäure und Retinol.

Regel Nr. 3:
Sport treiben

Klingt banal, muss ich zugeben. Ist aber trotzdem wichtig: Mit 20 hatten viele es noch nicht nötig, oder haben es vielleicht nicht so ernst genommen, mit Sport und regelmäßiger Bewegung. Ab jetzt wird es aber essentiell, auch für die Haut! Denn Ausdauersport & Co fördern das Wachstumshormon („HGH"), das die Zellerneuerung ankurbelt und so für straffe Haut sorgt.

„Mit 30 kannst Du großartig aussehen,
mit 40 dann charmant,
aber unwiderstehlich bist Du für den
Rest Deines Lebens."
(Coco Chanel, französische Mode-Designerin, 1883 - 1971)

Haut ab 40:
Schonen und Regenerieren!

Ich würde es ja gerne schöner umschreiben, aber manchmal zählen eben nur die harten Fakten: Die Produktion von Östrogen lässt deutlich nach, das Bindegewebe baut locker 20 Prozent der Kollagenfasern ab. Bei Frauen kontinuierlich und schleichend, bei Männern etwas später, dafür dann aber schlagartig. Die Anzahl der Blutgefäße sinkt, da in der Haut (um genau zu sein in der Dermis) weniger neu gebildet werden. Dadurch wird die Epidermis zunehmend weniger mit Nährstoffen versorgt. Du merkst schon wo die Reise hin geht: Die Haut wird dünner, schlaffer, fahler, kann oft regelrecht stumpf, grau und dauermüde erscheinen. Fältchen um die Augen und den Mund vertiefen sich, auf der Stirn werden deutliche Querfalten sichtbar. Und die Haut wird immer trockener. Deswegen sind Pflegecremes für diese Lebensphase reichhaltiger, fettiger. Dennoch entstehen bei vielen Mitvierzigern wieder vermehrt Unreinheiten, denn das Austrocknen der obersten Hautschicht kann auch zu Verhornungsstörungen führen, da die Enzyme in der Hornschicht nicht mehr ausreichend arbeiten.

Regel Nr. 1 für Haut ab 40:
Den Schönheitsschlaf aktivieren

Wer nicht vorher schon Nachtcremes oder Nachtseren aufgetragen hat, sollte sie jetzt in seine Beauty-Routine integrieren. Sie unterstützen die Repair-Programme, die der Körper nachts durchlaufen lässt. Etwa mit entgiftendem Passionsblumenextrakt, Adenosin, das hilft, die Kollagenfasern elastisch zu halten, kraftvollen Antioxidantien oder Omega-Fettsäuren für die Zellregeneration Overnight Masken - zum Beispiel mit weißem Tee, Fettsäuren und Alpha-Hydroxy-Säure - sind eine super Ergänzung: Ein- bis zweimal pro Woche auftragen, um den Feuchtigkeitshaushalt der Haut wieder in Balance bringen und die Zellregeneration anzukurbeln.

Regel Nr. 2:
Mizellenwasser ausprobieren

Eine fantastische Möglichkeit, den Teint extrem sanft zu reinigen. In den 30'ern noch optional, wird der smarte Cleanser jetzt schon zu so etwas wie einem „Must.-Have": Mizellenwasser enthält kleine Molekülbündel, die „Mizellen" genannt werden. Diese ziehen wie ein Magnet Fett, Umweltgifte, Ablagerungen, Alltagsschmutz und Make-up an und beseitigen alles mühelos in einem Wisch, selbst wasserfeste Schmink-Produkte, ohne viel Rubbeln und Reiben. Die Mizellen-Kügelchen sind zwar nur Nanometer groß, gelten aber als gesundheitlich unbedenklich. Trotzdem ist Vorsicht geboten: Viele der in Mizellenwasser verwendeten Tenside gehören zu den Polyethylenglykolen (PEG), oder die Reinigungswässerchen enthalten zusätzlich noch PEG. Auch diese sind nicht direkt gesundheitsschädlich, aber Forscher sagen, sie machen die Haut durchlässiger für Umweltgifte und für Schmutz. Daher im Bestfall auf den Zusatz achten! Noch schlimmer, wenn der Konservierungsstoff Polyaminoporopyl Biguanide („PHMB") enthalten ist, der im Rahmen der europäischen Chemikaliengesetzgebung in Kategorie 2 eingestuft wurde – also als vermutlich Krebs erregend.

Deswegen unbedingt auf reine Bio-Qualität achten! Allerdings entfernen naturkosmetische (zertifizierte) Mizellenwasser wasserfestes Make-up nicht immer mit einem einzigen Wisch. Aber trotzdem ist Mizellenwasser für immer trockener werdende Haut eine hypersanfte tolle Möglichkeit zu reinigen, ohne auszutrocknen, zu strapazieren oder zu reizen. Also: go for it!

Regel Nr. 3:
Bei der Augenpflege zulegen

Die Haut um die Augen ist schon immer besonders dünn und sensibel - mit zunehmendem Alter wird das nicht besser. Deswegen empfehle ich spätestens ab jetzt eine intensivere Behandlung., sprich: Statt der erfrischenden Augengels jetzt auf eine reichhaltigere Pflege umsatteln, die sich wie ein „Pflaster" auf die gereizte, trockene Partie schmiegt. Ideal sind Cremes mit Gelée Royale, festigendem Nachtkerzen-Extrakt oder der Mix aus Hyaluronsäure mit Panthenol und Glycerin, um Hautunebenheiten ein bisschen aufzupolstern. Am besten die Creme wird nur mit dem Ringfinger auftragen, um nicht zu viel Druck auf die immer dünner und sensibler werdende Haut auszuüben. Das gilt übrigens auch für Kontaktlinsenträger: Wer regelmäßig an seiner Haut zerrt und zieht, um die Linsen aus dem Auge zu bekommen, wird mehr falten kriegen. So wie ein Raucher mehr falten am Mund bekommt, weil er die Lippen um die Zigarette spitzt. Beides wird ab dem 40. Lebensjahr sichtbare Spuren hinterlassen. P.S.: Super gegen Augenringe wirken Lebensmittel mit Vitamin-A und -C, wie Mango, Kürbis, Grünkohl, Brokkoli oder Spinat.

Haut ab 50, 60, 70:
Kommt ganz drauf an …

Man kann einfach nicht pauschal sagen, wann es passiert: Irgendwann hat man das, was Dermatologen „reife Haut" nennen. Das kann schon mit Ende 30 passieren, oder erst weit in den Sechzigern. Dann wird der Teint noch einmal dünner, hellt sich auf oder wird gelblicher. Die Produkte für diese Lebensphase sind so reichhaltig, dass sie bei allen anderen nicht richtig einziehen, sondern eher schmieren. Das ist das absolut sichere Zeichen, dass Deine Haut noch nicht so weit ist. Wer sich unsicher ist, fragt seinen Dermatologen. Nur der Beauty-Doc kann präzise beurteilen, welche Wirkstoffe man aktuell braucht. Wer aber tatsächlich reife Haut hat, bei dem nimmt das Unterhautfett stetig ab, dadurch verliert das Gesicht an Volumen, tiefere Falten graben sich ein, die Stützfunktion der Hautzellen nimmt ab, die Haut verliert an Dichte und die Gesichtszüge sacken ein. An der ehemals straffen Kinnkontur beginnt die Haut (genauso wie an den Oberarmen in dieser Phase) schlaff „zu hängen". Nase und Ohren beginnen zu wachsen (das stimmt tatsächlich!). Der Teint wirkt großporig und neigt zu Altersflecken. Am Hals und auf der Brust bilden sich sogar mehr und tiefere Falten als im Gesicht, da hier das Fettgewebe besonders dünn ist.

Durch Hormonveränderungen verändert sich auch der Hautstoffwechsel, die Hautzellen wachsen und vermehren sich immer langsamer. Die Haut wird dünner, und empfindlicher gegen Einflüsse von außen. Sogar die

Wundheilung verlangsamt sich. Deswegen wird Schutz immens wichtig:

Regel Nr. 1 für Haut ab 50:
LSF auftragen, jeden Tag!

Klar ist Sonnenschutz in jedem Alter unerlässlich, um schöne Haut zu bewahren. Aber für reife Haut sollte der tägliche Sonnenschutz noch höher ausfallen, weil die Haut nun weniger Pigmente bildet und langsamer braun wird. Ergo, sich schneller Hautschäden bilden. (Auch gemein: Irgendwann, wenn man als Rentner vielleicht mehr Zeit hat, an Seen und Weltmeeren die Ruhe zu genießen, verträgt es die Haut immer weniger). Beim Kauf der Sonnencreme darauf achten, dass sie vor UVB- und UVA-Strahlen schützt und einen Lichtschutzfaktor von 50 aufweist. Und dann ruhig großzügig eincremen: Die Formel lautet 2 mg Sonnencreme pro Quadratzentimeter Körperoberfläche. Für die gesamte Körperoberfläche eines Erwachsenen entspricht das ungefähr der Größe eines Golfballs, im Zweifelsfall lieber mehr. Und Nacken, Lippen, Ohren und Füße nicht vergessen!

Regel Nr. 2:
Hyaluronsäure selber produzieren

Leider verringert sich jetzt mit zunehmendem Alter auch die Anzahl der Talgdrüsen. Das heißt, die Produktion von Lipiden in der Haut lässt immer mehr nach. Reife Haut ist fast immer auch trockene Haut. Zusätzlich lässt die Synthese des natürlichen Feuchthaltefaktors der Haut nach, der Körper produziert weniger von essentiellen eigenen Beauty-Boostern wie

Glykosaminoglycane, zu denen auch die Hyaluronsäure gehört. Dann wird aus trockenem Teint ganz schnell ausgetrocknete, spröde Haut. Deswegen ist die Versorgung der Haut mit Mikronährstoffen, z. B. durch die Nahrung oder durch gezielte Supplementation (Nahrungsergänzungsmittel) der mit Abstand wichtigste Baustein, der zu einer gesunden reifen Haut beiträgt. Und vor allem Hyaluronsäure (Hyaluronan) ist ein wichtiger Bestandteil der „extrazellulären Matrix" der Haut. Auf deutsch: seine Fähigkeit, Wasser zu binden ist kriegsentscheidend für den Feuchtigkeitsgehalt der Haut.

Der Körper kann Hyaluronsäure zwar selbst herstellen, mit zunehmendem Alter sinkt die Produktion jedoch. Die Haut verliert dann immer mehr an Feuchtigkeit, wird schlaffer und knittert. Deswegen gibt es Hyaluronsäure inzwischen als Anti-Aging-Mittel zum Einnehmen, als Kapseln oder zum Trinken. Allerdings ist die Wirkung noch nicht wirklich erwiesen. Mehrere Studien kamen zwar zu dem Ergebnis, dass eine tägliche Einnahme von bis zu 240 Milligramm Hyaluronsäure über mehrere Monate sich auf das Hautbild auswirken, und der Teint der Testpersonen einen höheren Feuchtigkeitsgehalt aufwies. Aber die Studien waren noch zu klein und zu wenig breit aufgestellt, um den Effekt wirklich zu belegen. Wahrscheinlich wird die Hyaluronsäure auf ihrem Weg durch den Magen-Darm-Trakt mehr oder weniger vollständig verdaut und kommt gar nicht bis in die Haut. Auf jeden Fall schadet es aber nicht, verstärkt auf Früchte und Gemüse zu setzen, die einen hohen Anteil von Vitamin C und enthalten auch einen hohen Anteil von Hyaluronsäure liefern, wie Brokkoli, Kiwi, Kohl oder Erdbeeren. Gesund sind sie allemal und wirken auf jeden Fall gegen andere Altersprobleme: sie stärken die Augenfunktion, die natürliche Wundheilung und kämpfen gegen Hautschäden durch Freie Radikale.

Regel Nr. 3:
Auf Gesichtsöle setzen

Reife, trockene Haut wird diese Pflege-Booster lieben: Pflanzliche Öle, die in ihrer Zusammensetzung den hauteigenden Lipiden ähneln. Reich an ungesättigten Fettsäuren, hautberuhigend und stärkend, und voller Antioxidantien fühlen sie sich nicht nur wie ein seidiger, schützender Kokon auf der Haut an, sondern wirken effektiv gegen verschiedene Symptome:

Bei sensiblem, unruhigem Teint: Arganöl lindert Pickel und Unreinheiten, ist reich an Vitamin E und wirkt hautberuhigend. Außerdem besitzt es die höchste Konzentration an essentiellen Fettsäuren (über 80 Prozent!) und wirkt stark antioxidativ.

Gegen fettigen Teint: Jojobaöl regelt die hauteigene Produktion von Talg herunter. Gleichzeitig spendet es Feuchtigkeit und wirkt entzündungshemmend.

Für trockene Haut: Avocado-Öl enthält viele Omega-3-Fettsäuren sowie Vitamin A und E, und kurbelt die Zellsynthese an. Olivenöl wirkt extrem feuchtigkeitsspendend und sorgt dank Vitamin A und E für mehr Elastizität.

Gegen Falten: Granatapfel-Öl spendet viel Vitamin C, dass die Kollagenproduktion ankurbelt. Zudem enthält es Keratinozyten, einem natürlichen UV-Schutz, sowie „Phytoöstrogene", die die Haut straffen sollen.

„Alt werden ist nichts für Feiglinge"
(Joachim Fuchsberger, deutscher Showmaster, 1927 - 2014)

Was lässt uns jung, alt, attrakativ aussehen?

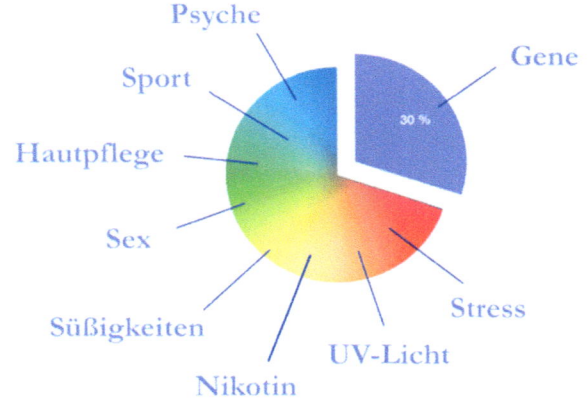

Kapitel 2
WAS VERURSACHT DENN ÜBERHAUPT HAUTALTERUNG – UND WAS HILFT DAGEGEN?

Es gibt so Menschen, denen sieht man ihr Alter nicht an. Sie strahlen, wirken zeitlos schön und sexy. Jetzt könnte man natürlich denken: Ja gut, die haben halt Glück in der genetischen Lotterie gehabt. Hohe Wangenknochen, tolle Haustruktur, geborene Models eben. Ja, das gibt es. Aber, viel wichtiger und erfreulicher: Dafür, wie man altert, wie attraktiv man bleibt, sind die Gene gar nicht so relevant. Gerade mal 20 - 30 Prozent des Aussehens werden von ihnen bestimmt. Den Rest beeinflusst unser Lebensstil. Und den kann man ja easy jederzeit selber ändern!

Zu den wichtigsten Faktoren der Hautalterung zählen also die Genetik (ein bisschen), viel mehr aber Deine Essgewohnheiten, wie viel und wie oft Du Dich im Alltag bewegst, und natürlich die Pflege Deiner Haut. Cremst Du Dich ein, womit und wie regelmäßig? Im Grunde lässt sich der Wandel unseres Aussehens auf ein paar Zeilen herunterbrechen: In den ersten Jahrzehnten des Lebens besitzt die Gesichtshaut eine gewisse Dichte. Sie produziert selbstständig und konstant das hautstützende Kollagen und andere wichtige Straff-Faktoren, so dass

Falten noch nicht sichtbar auftreten, und wenn doch, dann nur vorübergehend.

Die Spannkraft der Haut zieht alles in Rekordzeit wieder glatt, etwa wenn kleinere Falten vom Kissen sich über Nacht ins Gesicht geknautscht haben. Werden wir älter, funktioniert das mit der spontanen Hautglättung nicht mehr so ganz, irgendwann haben sich Falten wie Narben so tief in die Haut gegraben, dass sie einfach nicht mehr weggehen, immer tiefer werden und schließlich permanent bleiben. Außerdem verliert mit zunehmendem Alter das Fettgewebe der Haut an Volumen. Das heißt aber nicht, dass das Gesicht einfach insgesamt dünner wird, das wäre ja noch ganz okay vielleicht. Stattdessen sammelt es sich aber an manchen Stellen, etwa Richtung Gesichtsmitte, und verschiebt sich nach unten. Dadurch hängen Partien, die zuvor noch fest geformt waren. Gleichzeitig nehmen andere Teile des Gesichts an Volumen zu, vor allem die untere Gesichtshälfte, und der Bereich unter dem Kinn, Stichwort: Doppelkinn und Hängebacken.

Man kann es sich in etwa vorstellen, wenn man sich vor den Spiegel stellt, links und rechts mit der flachen Hand an den Wangen gegen das Gesicht drückt: Die Haut mit sanftem Druck ein bisschen Richtung Nase zusammenzudrücken und nach unten ziehen. Das ist natürlich stark übertrieben, aber man bekommt eine Ahnung davon, wohin die Reise gehen wird. Und umso schlechter die vorhin erwähnten 70 Prozent des Lebensstils auf diese Vorgänge wirken, also Ernährung, Sport & Co, desto schneller passiert das alles. Das nennt man dann „vorzeitige Hautalterung". Eine Studie der der berühmten medizinischen Fakultät der Harvard-Universität bei Boston hat die fünf häufigsten Manifestationen der frühzeitigen Hautalterung zusammengefasst. Also das, was man den meisten Menschen zuerst ansieht:

1 Auf der Stirn bilden sich erste Falten, die sich nicht mehr von alleine glattziehen, wenn man „entspannt guckt".

2 Die Ohren werden länger und größer, weil der Knorpel in ihnen wächst und die Ohrläppchen an Elastizität verlieren, also tiefer nach unten hängen.

3 Die in jungen Jahren noch straffe Nasenspitze neigt sich nach unten, da das Bindegewebe, das den Nasenknorpel stützt, immer schwächer wird. Dadurch wirkt die Nase größer, oft auch etwas plumper.

4 Mit zunehmendem Alter verliert das Fett, das unser Gesicht füllt, an Volumen, und rutscht tiefer, Richtung Gesichtsmitte.

5 Andere Teile des Gesichts werden wie gesagt voller, und gewinnen (leider) an Volumen. Das betrifft vor allem die untere Gesichtshälfte: Es bilden sich Fettpolster an Kinn und Hals.

Es gibt zwei unterschiedliche Arten der „Hautalterung" - beziehungsweise zwei Gründe dafür. In der Fachsprache unterscheiden Beauty-Docs zwischen „intrinsischen" Gründen der Hautalterung, also von inneren Einflüssen des Körpers auf die Haut, und „extrinsischen" Faktoren, also schädlichen äußeren Einflüssen. Das ist im Grunde genau das, was ich am Anfang dieses Kapitels umschrieben habe. Faktoren wie Genetik oder Knochenbau, die man nicht so einfach (oder gar nicht) beeinflussen kann. Weitere Intrinsische Faktoren sind:
- Die natürlich nachlassende Kollagenproduktion
- Der langsamer werdende Zellwechsel
- Der Verlust von Fettgewebe
- Die unregelmäßige Pigmentierung / Melanisierung

In der Folge führt das zu ersten feinen Falten, dünner werdender Haut, eingefallenen Wangen, trockenem Teint, und so weiter.

Die extrinsischen Faktoren dagegen kann man selber beeinflussen, selber entgegensteuern. Dazu zählen unter anderem:
- Sonneneinwirkung
- Nikotin und Alkohol
- Schwerkraft
- Schlechte Ernährung
- Abgase und Umweltgifte

Hier sind die Folgen ähnlich, aber deutlich beschleunigt und ausgeprägter als bei der normalen Alterung: Früher und tiefere Falten, graue oder gelbliche Haut, trockene Haut die Reizungen, Rötungen und

Unreinheiten erfährt, Hyperpigmentierung, die schnellere Abnahme von Kollagen, die Versteifung oder der Abbau von elastischen Fasern.

Hautalterung ist immer eine Kombination beider Faktoren, sowohl innerer als auch äußerer. Und nur, wer die Art und Weise verstanden hat, wie innere und äußere Faktoren im Zusammenspiel den Aufbau und die Funktion der Haut beeinflussen, kann ganzheitliches Anti-Aging betreiben. Aber ohne tief in die Haut-Chemie oder Biologie einzusteigen, kann ich es auf den einen Satz reduzieren, der es auf den alles entscheidenden Punkt zusammenbringt:

„Für ein schlaues, nachhaltiges Anti-Aging-Programm ist es nie zu früh und nie zu spät."

Die 24 besten Sofort-Tricks für schönes, entspanntes „Anti-Aging"

1
Feuchtigkeitsnachschub organisieren
Klar, als Beauty-Junkie muss ich das sagen. Aber es stimmt halt auch einfach: Eine regelmäßig mit Feuchtigkeit und Wirkstoffen versorgte Haut sieht im Alter dann besser aus. gepflegter, strahlender, jugendlicher. Fakt. Denn ist die Haut im Laufe der Jahre immer wieder zu trocken zum Beispiel, graben sich Falten tiefer ein, die mit der Zeit immer schwerer zu bekämpfen werden. Wer schon in jungen Jahren beginnt, die Feuchtigkeitsdepots des Teints stets schön prall gefüllt zu halten, der sieht im Alter besser aus. Eigentlich eine ganz simple Formel.

Feuchtigkeit bedeutet aber auch, die Versorgung von innen zur Routine werden zu lassen. Vor allem Frauen trinken oft zu wenig, mit zunehmendem Alter immer schlimmer. Faustregel: Jede Stunde 200 ml Wasser trinken, mehr auf einmal kann der Körper eh nicht verwerten, und man kommt Safe auf seine Tagesdosis von über 2 Litern. Übrigens: Wer zu viel trinkt, riskiert sogar, dass er Vitamine und Nährstoffe aus dem Körper schwemmt.

2
(Den richtigen) Sonnenschutz auftragen
Wie lästig und unsinnig erscheint es in. Jungen Jahren. Das weiß ich. Aber jedes Mal, wenn Du morgens Sonnenschutz aufträgst, ist es eine Investition in die

Zukunft. Man kann gar nicht genug betonen, wie wichtig LSF ist. Ein Großteil der Hautschädigung wird vor allem durch den UV-A-Teil des Lichtspektrums verursacht: Es dringt in die Haut bis zur Basalzellschicht ein, wo die neuen Oberhautzellen gebildet werden. Die Strahlen greifen die Zellmembran an, es bilden sich freie Radikale, und diese kleinen Fieslinge greifen die elastischen und kollagenen Fasern an. Und (jetzt kommt's!) Wegen dieser UV-A Strahlen ist es so wichtig, jeden Tag Sonnenschutz im Gesicht aufzutragen, auch wenn man nur im Auto sitzt oder im Büro. Denn, UVA-Strahlen durchdringen Fensterglas bis zu 85 Prozent!

UV-B-Licht dagegen verursacht- ganz stark vereinfacht- schneller einen Sonnenbrand … daher sollte das Sonnenschutzmittel gegen beides wirken. Also beim Kauf auf Produkte mit breitem Spektrum achten.

3
Das Handy weglegen

Eine neue Entdeckung der Dermatologen: Immer mehr Menschen kneifen die Augen zusammen, wenn sie tagsüber oft auf kleine Bildschirme des Handys starren. Das prägt tiefe Furchen in die Stirn, sogenannte „Blackberry-Falten" … Genauso schlimm: Wer eine Brille bräuchte und beim Lesen die Augen zuzwickt. Deswegen die Sehstärke einmal im Jahr beim Augenarzt testen lassen – und nicht jede Mail unterwegs lesen

4
Nicht Rauchen

Mit einem Zug an der Zigarette flutet man seinen Körper mit bis zu 100 Billionen Freier Radikale. Eine Riesengefahr für Herz, Gefäße und Gehirn, Krebserkrankungen - und natürlich vorzeitige Hautalterung. Dermatologen sagen, sie erkennen auf der Straße im Vorbeigehen, ob jemand früher geraucht hat oder nicht. Weil „Raucherhaut" im Alter ledrig, grobporig und stumpf aussieht. Denn jede Zigarette verengt auch die Blutgefäße und wirkt sich negativ auf den Sauerstoffgehalt des Blutes aus, was zu einer Unterversorgung der Hautzellen führt.

5
Gurken essen

Natürlich ist es wichtig, ausreichend Wasser zu trinken –noch besser ist es, zusätzlich pflanzliche Wasserspeicher wie Gurken oder Weintrauben zu essen. Sie füllen die H2O-Speicher der Zellen von innen direkt auf und wirken aufpolsternd.

6
Wenig Alkohol trinken

Schon mäßiger Alkohol-Genuss hin und wieder ist verantwortlich für das Auftreten vieler Tumoren in Brust, Leber, Enddarm sowie der oberen Verdauungs- und Atemwege. Außerdem entzieht jeder Schluck Alkohol dem Körper – auch der Haut – Flüssigkeit. Bei regelmäßigem Alkoholkonsum können sogar

Hauterkrankungen wie Akne, Rosacea und Psoriasis entstehen. Wenn schon Alkohol, dann sollte er wenigstens Wirkstoffe aus dem Wein nutzen: Sogenannte „Polyphenole" helfen gegen Freie Radikale. Aber mehr als ein gelegentliches Glas Wein bleibt eben schädlich. Leider.

7
Ausreichend schlafen
Ideal sind sieben bis acht Stunden pro Nacht. Wer zwischendurch mal weniger stunden abbekommt, wird merken, dass es seinem Aussehen eher zu Gute kommt. Aber auf Dauer zu wenig Regeneration raubt der Haut ihr Strahlen. Denn: Im Schlaf regenerieren sich die Zellen schneller als im wachen Zustand. Das Immunsystem erzeugt neue Abwehrzellen, die Haut regeneriert sich, Haare wachsen. (Mehr dazu übrigens im „Big Book of Beauty: Schönheitsschlaf"!)

8
Gesunde Ernährung
Du bist, was du isst. Ein alter Spruch, der aber gerade in der Beauty absolut stimmt. Fast Food, Mittagessen am Schreibtisch oder gar im Stehen? Oder aber für alle Diät-Fans, die gerade besonders picky sind und abnehmen wollen? Beide Extreme wirken sich schlecht auf die Haut aus. Denn weder zu viel und vor allen Dingen schnelles fettiges Essen, noch zu wenig Nahrung tragen einen positiven Effekt auf die Attraktivität des Gesichtes bei. Das gesunde Mittelmaß ist der goldene Weg. Denn

erwiesen ist: Wer 50 Prozent weniger Kalorien als den Tagesverbrauch zu sich nimmt, kann bis zu 50 Prozent länger leben, altert also langsamer.

9
Hüpfen

Schon in den Achtziger Jahren hat eine NASA-Studie bewiesen, das Trampolinspringen wirksamer ist als Joggen. Zehn Minuten haben den gleichen Fitnesseffekt wie 30 Minuten Laufen: Die Koordination der Muskeln wird verbessert, machen schöne starke Beine und einen starken Rücken. Mini-Trampoline fürs Wohnzimmer gibt es im Sportfachhandel. Astronauten können nicht irren!

10
Die Ohren kneten

Schon mal mal Ohr-Yoga probiert? Am Ohr befinden sich viele Akupressur-Punkte. Vor dem Essen fünf Minuten die Ohren rundum sanft kneten – fühlt sich angenehm an, schenkt neue Energie und dämpft den Heißhunger. So umgeht man schlechtlaunige Phasen oder bei Diäten das Hungergefühl, und sieht sofort strahlend statt müde aus. Klingt nach Hokuspokus, aber wenn's hilft: why not!

11
Den Zucker weglassen

Auch Zucker macht vermutlich alt. „Glykation" nennt es die Anti-Aging-Medizin, wenn sich Zucker – etwa aus Weißbrot, Süßigkeiten, Pasta oder Limonade – in Hautzellen breit macht: Er löst Entzündungen in den Zellen aus und lässt die Kollagenfasern verkleben. Zuckermoleküle vernetzen die körpereigenen Proteine zu steifen, starren Gebilden. Sogar Organe und Gewebe werden dadurch unelastisch, und die Haut bekommt Falten. Dagegen hilft nur eins: Zucker so weit wie möglich meiden.

12
Anfangen zu Spinnen

Sorry, aber es muss gesagt werden: ein ganzheitliches Anti-Aging-Programm kommt ohne Cardio-Training nicht aus. Regelmäßiges Workout, wie Spinning – also hohe Intensität bei „low impact" – stimuliert das Lymph-System, unterstütz die Leber- sowie Nieren-Funktion nachhaltig, und kann sogar die Haut straffen. Aber nicht übertreiben! Wer dreimal pro Woche über jeweils 20 bis 30 Minuten durch sportliche Aktivität ins Schwitzen kommt, verbessert die Sauerstoffzufuhr in die Zellen – auch in der Haut – und sorgt für den notwendigen Abtransport von Zellschadstoffen. Wer dagegen exzessiv Sport betreibt, kurbelt seinen Stoffwechsel extrem an und produziert dadurch noch mehr Sauerstoffradikale.

13
Sonnenbrille tragen
… zumindest in der Sonne. Sie beugt auf Dauer Augen- und Mimikfältchen vor. Aber, Achtung Fail: nachts in geschlossenen Räumen eine Sonnenbrille zu tragen, macht weder jünger noch interessanter. Ausnahme: man geht im Fasching als Anna Wintour oder Heino.

14
In den Wald gehen
Eigentlich verlangsamt Sport ja auch die Zellalterung. Aber Joggen in der Innenstadt belastet die Haut mit Autoabgasen. Also lieber durch den Wald laufen, oder schwimmen gehen.

15
Hunde herzen
Auch das Stress-Hormon Cortisol lässt die Zellen schneller altern. Ist der Hormonspiegel ständig erhöht – sei es durch Ärger und Überbelastung im Job oder in der Familie – altern wir schneller. forscher aus den USA haben herausgefunden, dass das Zusammenleben mit einem Haustier den Cortisolspiegel senken kann. Zumindest wenn der Kleine erstmal stubenrein ist.

16
Nachbarn lieben

Nach dem Geheimnis ihres Alters gefragt, riet Gertrude Weaver: „Benutze eine Menge Feuchtigkeitscreme für die Haut, sei nett zu jedem, liebe deinen Nachbarn und esse Selbstgekochtes." Und, sie muss es wissen: Die 116-jährige Amerikanerin galt bei ihrem Tod als ältester Mensch der Welt.

17
Klavier lernen

Studien nach ist ein Instrument zu spielen Krafttraining für's Gehirn. Senioren, die in ihrer Vergangenheit ein Instrument erlernt hatten, schnitten in der Versuchsreihe in puncto Gedächtnisleistung und Aufmerksamkeit dabei weitaus besser ab als unmusikalische Probanden.

18
Die Welt auf den Kopf stellen

Yoga gilt als Königin des Anti-Stress-Programms. Beste Übung: Der Kopfstand. Er fördert die Durchblutung des Teints und stärkt die Bauch- und Halsmuskulatur.

19
Dinner-Cancelling ausprobieren
Denn der kurze „Fasten-Schock" kurbelt die Produktion von Wachstumshormonen an. Diese verzögern den Alterungsprozess, straffen die Haut und stimulieren den Fettabbau. Gute Frequenz: Zweimal die Woche das Abendessen ausfallen lassen.

20 Gärtnern
Viele Einwohner von Okinawa, der "Insel der Hundertjährigen", haben ein gemeinsames Hobby, das sie fit hält: Gartenarbeit. Unkraut jäten und Blumenzwiebeln setzen hat den gleichen Effekt wie leichtes Kardiotraining, es schult Flexibilität und Ausdauer, kräftigt die Muskeln. Eine Stunde Gartenarbeit hat den gleichen Fitnessfaktor wie ein Acht-Kilometer-Spaziergang.

21
Durch einen Strohhalm atmen
Kleiner Aufwand, große Wirkung: Wer fünf Minuten pro Tag tiefe Atemzüge durch einen Strohhalm nimmt, verbessert seine Lungenkapazität (die im Alter abnimmt). Gleichzeitig hilft die Übung, Herzfrequenz und Blutdruck zu senken. Das schützt vor Herz-Kreislauf-Krankheiten

22
Streiten

Wenn Du und Dein Partner/ Partnerin streiten, dann fliegen die Fetzen? Gut so! Denn harmoniesüchtige Paare, die ihren Ärger unterdrücken, sterben in der Regel früher als diejenigen, die ihrer Wut Luft machen. Unterdrückter Ärger kann zu Schlaflosigkeit, Bluthochdruck und sogar zu Herzproblemen führen.

23
Statt Diät zu halten, sich langfristig gesund ernähren

Denn Jojo-Diäten sind schlecht für die Attraktivität: Zu- und Abnahme von Gewicht verringert die Hautelastizität

24
Cremen, Cremen, Cremen

Nur gesunde, gut gepflegte Haut altert langsamer und sieht schöner aus. Punkt. Und deswegen schwöre ich auf altersgerechte, super-effektive Hautpflege. Stellt sich natürlich die Frage: Was brauche ich derzeit eigentlich? Mehr Feuchtigkeit, mehr Entspannung, oder mehr Anti-Aging? Deswegen empfehle ich immer, regelmäßig zum Dermatologen zu gehen, nur er kann Dir genau sagen, was deine Haut jetzt gerade braucht. Aber machen wir doch einen Beauty-Quickie, einen kleinen spielerischen Selbsttest, der zumindest ein Gefühl vermittelt, wo Deine Haut gerade so steht. Los geht's:

Selbsttest: Welches Serum passt zu mir?

1. Was stört Dich an Deiner Haut?
A. Unreinheiten oder Pickel
B. Fahler Teint
C. Falten
D. Rötungen und gereizte Stellen
E. Eigentlich nichts, ich bin ziemlich zufrieden

2: Wie fühlt sich deine Haut nach der Gesichtsreinigung an?
E. Sie wirkt erfrischt und spürbar geschmeidig
D. Sie spannt, schuppt sich manchmal sogar
A. Sie spannt und fängt schnell an zu glänzen
C. Trocken und knitterig

3. Wie häufig erlebst Du Unreinheiten?
E. Ich habe ständig Mitesser
A. Leider bilden sich oft große Pickel
B. Ich habe sehr selten Unreinheiten

4. Wie schätzt Du Deine Faltenbildung ein?
E. Noch nichts in Sicht
B. Ich sehe erste Falten, vor allem um die Augen herum
C. Yes, da sind Falten. Unübersehbar.

5.
Wie sensibel ist Deine Haut?
B. Ich habe manchmal Rötungen, aber nur in einzelnen Arealen, etwa um die Augen herum, oder auf den Wangen.
E. Eigentlich fühlt sich mein Teint recht robust an, er verträgt verschiedene Cremes, Inhaltsstoffe und Temperaturwechsel easy.
D. Manchmal reagiert meine Haut empfindlich und bekommt unangenehme Rötungen, wenn ich zum Beispiel mal eine andere Creme ausprobiere, oder gestresst bin
C: Seit einiger Zeit neigt sie zu Trockenheit, das kann sich auch mal unangenehm anfühlen

6. Welche Hautpflege fühlt sich für Dich „richtig" an?
E. Frisch soll sie sein, voller kühler Feuchtigkeit
C. Ich will Falten bekämpfen
A. Ich will Unreinheiten loswerden
D. Ich brauche eine Art „Trostpflaster", also eine Pflege, die meine Haut besänftigt und in einen seidigen Wohlfühl-Kokon hüllt

7: Wie alt bist Du?
E. Jünger als 25 Jahre
B. Zwischen 25 und 39 Jahren
C. Zwischen 40 und 59 Jahren
C. Älter als 60

Auswertung:
Nun zähle einfach, welche Buchstaben Du am häufigsten als Antwort angegeben hast. Dein am öftesten genannter Buchstabe ergibt das Serum, das für Dich jetzt in Deiner aktuellen Hautsituation gut passen dürfte. Hast Du zwei Buchstaben gleich oft genannt, oder ist der Unterschied zwischen zwei sehr gering, bietet es sich an, in zwei verschiedene Seren zu investieren, dann könntest Du eines zum Beispiel morgens nach der Gesichtsreinigung verwenden, und das andere abends. Oder abwechselnd jeden zweiten Tag, je nachdem welches Bedürfnis Deine Haut gerade „funkt" …

A. - Seren für reinere, strahlende Haut

Für Dich wäre ein erfrischendes Serum ideal, das für einen ebenmäßigeren Teint sorgt. Solche Produkte können überschüssige Talgproduktion reduzieren, Rötungen und Pickel bekämpfen, und verstopfte Poren klären. Wirkstoffe, die dir gut bekommen dürften, sind zum Beispiel, LHA, Phytinsäure, Glycolsäure und Zitronensäure. Und natürlich der Klassiker, Salicylsäure. Sie arbeitet ähnlich wie Fruchtsäuren, zieht aber besonders tief in die Haut ein und kann dadurch noch effektiver wirken und „klären". Zudem beruhigt sie gerötete und empfindliche Haut. Wichtig ist, dass Du besonders leichte Formulierungen wählst, die Hautglanz reduzieren, ohne die Haut dabei auszutrocknen.

Mein Tipp: Hoch-effektive aber sanfte Seren für zu Unreinheiten neigender Haut findet man eher in der Apotheke als im Drogerie-Regal. Diese sind zwar meistens auch etwas teurer, aber der Unterschied lohnt sich. Denn günstige Drogerie-Produkte sind meistens einfach zu aggressiv, zu harsch.

B. - Seren mit anti-oxidativer Power

Für Dich braucht es nicht viel, damit Deine Haut glücklich strahlt. Essentiell wären jetzt vor allem kraftvolle Wirkstoffe, die Freie Radikale bekämpfen. Denn Hautzellen, die durch freie Radikale angegriffen werden, verlieren leider ihre Fähigkeit zur Regeneration, unabhängig vom Alter. Sie bilden unter Dauerbeschuss weniger Kollagen und werden insgesamt schwächer. Dann zeigt der Teint sogenannten „oxidativen Stress", das kann zu Unreinheiten führen, entzündlichen juckenden Reaktionen, aber auch Trockenheit oder ersten Pigmentflecken. Wirkstoffe, auf die du beim Kauf ruhig achten solltest, sind zum Beispiel Q10, Zink und Vitamin C (L-Ascorbinsäure). Am besten wirkt Vitamin C übrigens in der Kombipackung, also wenn es mit anderen potenten Radikalenfängern gemixt wird, vor allem mit Vitamin E (Alpha-Tocopherol) und Ferulasäure. Ein paar Tropfen dieser Kombi reichen schon in der täglichen Gesichtspflege, um den natürlichen Schutz der Haut vor freien Radikalen zu boosten, und extrinsische Einflüsse wie UVA-/UVB-Strahlen, Infrarotstrahlung (IRA) und Luftverschmutzung auszubremsen.

C. - Seren mit Anti-Aging-Boostern

Erste Linien und Fältchen, die nicht mehr weg gehen, oder schon richtig tiefe Linien? Oder sogar

Sonnenschäden, also sichtbare Flecke n auf dem Teint? Dann wird es Zeit, das volle Arsenal aufzufahren: Anti-Age-Seren mit Retinol, zum Beispiel, Ferulasäure, Glycolsäure oder Alpha- und Beta-Hydroxy-Säuren, um die sichtbaren Auswirkungen vorzeitiger Hautalterung zu verlangsamen. Ein kleiner Superstar der Anti-Aging-Seren ist übrigens „Phloretin". Es wird aus der Rinde von Apfelbäumen gewonnen, und ist ein sogenanntes „Breitband-Molekül", das für seine antioxidative Wirkung berühmt ist. Es schützt vor Schäden durch freie Radikale, beschleunigt die langsamer werdende Zellerneuerung und mindert Hautverfärbungen, sorgt außerdem für mehr Ausstrahlung - den berühmten jugendlichen „Glow" und beruhigt den Hautton, harmonisiert ihn, für ein ebenmäßigeres, strahlendes Hautbild.

D. - Beruhigende Seren für empfindlichen Teint

Deine Haut reagiert schnell mal mit Rötungen, Irritationen und unangenehmen Spannungsgefühlen? Sie sieht schnell abgespannt, fleckig und zum Teil schuppig aus, richtig? Dann benötigst Du eine Pflege, die sie wieder in Balance bringt. Statt sehr leichter, wässriger Texturen solltest Du mal ein Serum auf Emulsionsbasis probieren, also etwas seidiger, im Grunde eine Kombination aus wässrigem Serum und verwöhnendem Öl. Aber keine Sorge: So ein milchiges Serum zieht sehr schnell ein, fettet nicht, pumpt aber die Haut mit Feuchtigkeit und Wirkstoffen voll. So bleibt nach dem Auftragen ein ganz seidiges, samtiges Hautgefühl zurück.

Wirkstoffe, die für Dich super sind, dürften zum Beispiel Allantoin und Panthenol sein: Sie mildern unangenehme Spannungsgefühle, Irritationen und durch Stress ausgelöste Rötungen. Bei regelmäßiger Anwendung wird Deine Hautbarriere gestärkt und die Reizschwelle der Haut somit langfristig verbessert.

E - Hochkonzentrierte Feuchtigkeit als Serum
Das ist der Moment, in dem mein Beauty-Herz höherschlägt. Denn ich darf mal wieder dieses eine Wort schreiben, das ich so liebe: HYALURONSÄURE. Ich liebe sie. Wenn ich Botschafter für einen einzigen Wirkstoff werden müsste, dann wäre es die „HA" (Hyaluronic acid). Oder etwas moderner gesagt: Hyaluronat. Was HA alles kann, schreibe ich am Ende dieses Buches, bei den „Wichtigsten Wirkstoffen aller Zeiten", aber so viel vorab: Feuchtigkeit pur! Für jedes Alter, für jedes Hautbedürfnis. Der Durstlöscher ist mein persönlicher Wirkstoff-Superstar. Denn die Eigenschaften jugendlicher Haut beruhen zu einem großen Teil auf ihrem hohen Wasseranteil. Die Formel lautet nämlich: Feuchtigkeitsverlust führt zu Hautalterung. Da die Haut an Volumen verliert und so schlaffer und faltiger wird. Und genau hier kommt die Hyaluronsäure ins Spiel. Sie bindet Feuchtigkeit in der Haut, das heißt, sie trägt nicht nur Nass von oben auf, sondern hilft der Haut, das Nass auch zu speichern! Zusätzlich hat Hyaluronsäure auch noch Einfluss auf das für die Hautelastizität verantwortliche Kollagen, sowie die Regeneration unserer Hautzellen. Sinkt das Hyaluronsäure-Level in der Haut, bedeutet das ergo nicht

nur Feuchtigkeitsverlust, sondern auch noch eine verlangsamte Hautregeneration, und damit das Erschlaffen der Haut. also, Wasser marsch: HA auftragen!

Weitere gute Feuchtigkeitsspender sind übrigens z.B. Glyzerin, Aloe Vera und das „Schönheitsvitamin" Vitamin E.

Kleiner Exkurs: Layering!
Serum - Creme - Sonnenschutz …
In welcher Reihenfolge man Hautpflege richtig aufträgt

Asiaten sind was Hautpflege anbetrifft vielleicht die merkwürdigsten Menschen des Planeten. Oder zumindest die gründlichsten. In Korea zum Beispiel rasieren sich viele Frauen jeden Morgen das Gesicht, um wirklich makellos glatte Haut zu bekommen. Und Männer, die unzufrieden sind mit ihrer Nasenform, legen täglich einen Nasentrimmer an, der mittels mechanischen Druckes den Zinken zurechtbiegen soll. Dass nicht alles Quatsch ist, was aus Asien kommt, sondern im Gegenteil: Dass wir viel von den schlauen Gebräuchen dort lernen können, dafür möchte ich einmal das Beispiel des „Layerings" erklären, dass in der „K-Beauty" so selbstverständlich ist wie Zähneputzen. Also statt morgens nur einer Creme gleich mehrere (!) in Schichtarbeit aufzutragen. Dermatologen nennen dieses Prinzip schlichtweg das sinnvollste, was man seiner Haut antun kann, um sie jugendlich zu erhalten. Die Theorie ist schneller zusammengefasst als ein Japaner Harakiri sagen kann, umfasst aber so ziemlich alles, was man über Anti-Aging heute weiß: Drei Schichten werden aufgetragen mit steigender Molekülgröße: Erst ein Vitamin-Booster gegen die schädlichen Auswirkungen von Stress, Mangelernährung, UV-Strahlung und Entzündungs-Prozessen in der Haut. Darüber dann Feuchtigkeit, um die Haut prall und straff zu halten. Und zum Schluss eine Schicht Lichtschutz, der erstens die Feuchtigkeit in der Haut versiegelt und zweitens die lichtbedingte Hautalterung ausbremsen soll. So funktioniert die richtige Reihenfolge:

Schicht 1: Zuerst Vitamine

Die erste Lage sollte die mit der kleinsten Molekülgröße sein. Wer sofort eine reichhaltige Creme auftragen würde, und dann ein Serum, würde es den Power-Wirkstoffen im flüssigeren Serum schwer machen, in die Haut einzudringen. Idealerweise also mit einem leichten Serum beginnen, da diese meist wasserlöslich sind und von der Haut schnell absorbiert werden können. Idealerweise macht ein antioxidativer Vitaminkick als Anti-Aging-Waffe den Anfang. Anti-Oxidantien, sogenannte Radikalenfänger, neutralisieren die schädlichen Nebenprodukte der Zellatmung, die in jeder Haut auftauchen und gesunde Zellen attackieren. Täglich Obst und Gemüse zu essen, hilft da schon. Aber Alkohol, Zigaretten, Stress und Schadstoffe aus der Umwelt feuern die Produktion dieser Zellkiller wieder an. Dann hilft ein Antioxidans zum Auftragen. Immer gilt: nach jeder Schicht mindestens zwei Minuten warten, also zum Beispiel einen Kaffee trinken. Es ist wichtig, dass sich ein Produkt gleichmäßig mit den hornhauteigenen Lipiden durchmischt hat, bevor die nächst-reichhaltigere Lage aufgetragen wird.

Schicht 2: Feuchtigkeit

Dann folgt die volle Ladung Feuchtigkeit, am besten als leichtes Gel oder Gelcreme, trockene Haut verträgt es reichhaltiger, unreine, grobe Männerhaut lieber frisch und ohne Fettanteil. Der Unterschied zwischen Serum und Creme? Erstere sind hoch-effektive Spezialisten mit einer extrem hohen Wirkstoffkonzentration. Ihr Clou ist, dass die Wirkstoffe mit kleineren Molekülgrößen die Barriere der Epidermis leicht durchdringen können und so tief in der Haut wirken. Eine Creme dagegen pflegt vor allem die Oberfläche der Haut mit aufpolsternden Substanzen. Daher wirkt die Kombination aus beidem eben auch doppelt. Und nur Haut, die in allen Schichten optimal durchfeuchtet ist, wirkt prall und weniger faltig.

Schicht 3: Schutz

Dermatologen und Wissenschaftler singen unisono diesen Satz gebetsmühlenartig auf jedem Anti-Aging-Kongress hoch und runter - und sie haben natürlich vollkommen recht: Die wichtigste Waffe gegen verfrühte Hautalterung ist der Lichtschutz. Jeden Tag. Also Ja, auch an bewölkten Tagen. Und an Tagen, die man nur im Büro verbringt. Und auch wenn man braun werden will. Sonne ist sozusagen der Erzfeind, der Boss-Gegner von jugendlich aussehender Haut. Am besten gleich LSF 50 kaufen. Chemischer oder mineralischer Schutz? Chemische Filter ziehen in die Haut ein und wirken dort, mineralischer Schutz bleibt auf der Haut liegen und reflektiert dort das Sonnenlicht. Moderne Lichtschutzsysteme kommen übrigens oft noch mit Zusatznutzen, mattieren die Haut zum Beispiel, pflegen sie mit Hyaluronsäure oder schützen vor Pigmentflecken. Man muss nur das richtige Produkt für seinen Hautzustand aussuchen. Dann ergibt die Kombination der drei Schichten eine maßgeschneiderte „Haut Couture".

Kapitel 3
WIE MAN GLÜCKLICH ÄLTER WIRD! ODER: WARUM ALTERN MENSCHEN EIGENTLICH SO UNGERN?

Der Begriff „Anti-Aging" war über Jahrzehnte in der Beauty-Industrie so normal wie „Parfüm" oder „Zähneputzen". Das hat sich in der letzten Zeit zwar ein bisschen geändert, heute drückt man der Hautpflege für reifen Teint lieber neue Stempel auf, ein neues „wording": „pro-aging", zum Beispiel, oder „pro-skin". Ich finde das trotzdem alles Quatsch. Es sind immer noch die gleichen Produkte, die gleiche Maschinerie dahinter, der gleiche gesellschaftliche Druck, nur unter neuem Label. Das Bewusstsein aber ändert sich halt null. Deswegen:

Stoppt endlich das age-shaming!

Man kann nicht verhindern, dass man älter wird, auch wenn uns das die Marketingabteilungen der Kosmetik- und Nahrungsergänzungsmittel-Konzerne versprechen. Alles rund um Anti-Aging verkauft sich einfach zu gut. Aber genau da liegt das Problem, im kleinen Wort „anti". Es hat so einen fiesen, bösartigen Beigeschmack. Es unterstellt, dass alles Wichtige vor den Dreißigern passiert, wenn man ein Twen ist (20-29 Jahre alt). Und dass das Älterwerden keinen Wert hat. Im Grunde ist das Diskriminierung, eine Art „age-shaming". Und zwar in einer Zeit, in der eigentlich ja body-positivity, diversity und Individualität gefeiert werden. Nur Anti-Aging bleibt weiterhin eingebrannt in unsere Gehirne, eingehämmert von Industrie und Werbung. Wir sind alle fixiert auf jugendliches Aussehen. Denn wir wollen möglichst lange beweisen, dass wir dynamisch, mobil, diszipliniert, beweglich, stark und sexy bleiben. Dass es da draußen auf dem Markt immer mehr Anti-Aging-Behandlungen, Cremes und Bücher gibt, ist nichts als der Versuch, in unserer modernen Gesellschaft möglichst lange akzeptiert zu werden. Die Globalisierung, die Digitalisierung, der unübersichtliche Arbeitsmarkt, die Frage wieviel 20 Jahre alte Bildungsabschlüsse heute noch wert sind, all das führt vor allem in der sogenannten Mittelschicht zu großen Abstiegsängsten. Und wenn der Mensch die Welt um sich herum nicht kontrollieren kann, dann versucht er wenigstens Herrscher in seinem eigenen Königreich zu bleiben: Indem er seinen Körper managt. Altern ist schlecht. Punkt. Also muss man Cremes kaufen, spritzen, färben, schnippeln und entgiften was das Zeug hält, um etwas aufzuhalten, das sich gar nicht aufhalten lässt! **Das Prinzip ist immer noch, auch 2021, dass jedes sichtbare Zeichen des Alterns ekelhaft sei, und versteckt werden muss.** Ob das nun eine Falte oder ein graues Haar ist.

Dabei belegen Studien längst, wie wichtig es ist, mit dem Älterwerden seinen Frieden zu schließen. Wer sich einredet, sein Körper baue ab, oder er könne nichts mehr leisten – der gerät in sogenannte „Negativschleifen". Und durch die Kraft dieser Gedanken, das haben Studien belegt, hat man am Ende tatsächlich weniger Kraft, geht und schreibt langsamer, bekommt leichter Entzündungen.

Der Fachbegriff dafür ist „subjektives psychologisches Altern":
die eigene Alterswahrnehmung beeinflusst das tatsächliche biologische Alter negativ. Oder: Man ist so alt, wie man sich denkt. Nicht falsch verstehen: Ich liebe Botox und Filler, lasse mir regelmäßig beides spritzen. Ich liebe Seren, Cremes und Lotionen, mit sogenannten „Anti-Aging-Wirkstoffen". Aber nicht, um anderen vorzugaukeln, ich wäre jünger als ich bin (Spoiler-Alarm: Das funktioniert eh nicht!). Ich gehe zum Beauty-Doc, um mich attraktiver zu fühlen. In exakt meinem Alter, in dem ich halt gerade stecke. Das ist ein wesentlicher Unterschied: Ich möchte mich wohlfühlen in meiner Haut, möchte mich ein bisschen hübscher fühlen. Ich möchte nicht anderen täuschen, ich wäre alterslos. Aber was ist die Alternative zum toxischen age-shaming? Nur das Wort gegen ein anderes auszutauschen jedenfalls nicht! Es wird Zeit, dass wir umdenken, dass die Gesellschaft sich bewegt. Dass wir unsere Falten feiern, und graue Haare wachsen lassen ... WENN (!) es uns gefällt. Kurz gesagt: Das Älterwerden macht nicht hässlich, es steht vielen sogar richtig gut. Die falsche Lebenseinstellung dagegen raubt tatsächlich ganz viel Ausstrahlung. Und Lebensjahre: Studien belegen, dass Menschen, die glücklich älter werden, länger leben! Und

von anderen als attraktiver wahrgenommen werden. Was positive Psychologie schafft, kriegt keine Creme der Welt hin. Aber wie klappt das, glücklich zu altern?

It's An Inside Job

Wie gesagt, man muss sich von der Idee befreien, dass Altern eine schlechte Sache ist. Umdenken hat immer ganz viel mit denken zu tun. Und genau da beginnt das Konzept des „happy ageing": Im Kopf. Und die wichtigste Nachricht in diesem Zusammenhang lautet: Im Alter wird alles besser. Versprochen! Statistisch gesehen gibt es eine deutliche Kurve der Lebenszufriedenheit bei den meisten Menschen, die wie ein „U" verläuft. Also bei happy beginnt, dann stark nachlässt. Zwischen 30 und 59 Jahren steckt man sozusagen unten im Tal, fühlt sich schnell mal frustriert, unzufrieden. **Aber! Dann geht es wieder bergauf.** Das lässt sich messen, belegen und erklären, mit den drei Phasen des Glücks, wie sie die Neurowissenschaft aufgestellt hat.

Vor dem 30. Geburtstag befinden sich die meisten Menschen in Phase 1: Dem „Durchstarten"!

Nochmal: rein statistisch, das gilt natürlich nicht für alle! Aber die meisten wollen jetzt Neues erleben, täglich dazulernen, mehr erreichen, risikofreudig Grenzen austesten, und begeisterungsfähig genießen. In dieser Phase ist das Gehirn ziemlich kreativ, aufnahmebereit, abenteuerlustig und darauf aus, Probleme zu lösen. Dafür werden wir mit Glückshormonen belohnt (Dopamin).

Wir wollen Herausforderungen meistern, und sind höchst glücklich, wenn es gelingt.

Dann kommt die zweite, mittlere Lebensphase, so ab dem 30. Geburtstag: Das „Absichern".

Alles was man bisher erreicht hat, wird nun gefestigt. War man in Phase 1 begierig auf Neues, schleicht sich jetzt langsam die Sorge ein, man könnte wieder alles verlieren. Die Zeit jetzt ist anstrengender, kostet viele Nerven, ist stressiger. Die Karriere im Job muss man verteidigen gegen jüngere, neue Konkurrenten. Das gerade erst aufgebaute Familienglück mit Partner oder sogar Kindern, wird durch Sorgen um den rebellierenden Nachwuchs oder Eheprobleme gebeutelt. Statistisch gesehen leiden jetzt in dieser Phase Paare am häufigsten unter Krisen, wie einem Seitensprung, Männer gehen am häufigsten im Alter ab 55 Jahren fremd, Frauen ab 45 Jahren (Klar: Man sucht Entspannung und Aufregung in Momenten fern des nervigen Alltags). Das größte Glück in dieser nervenraubenden Phase ist, wenn Stress und Ärger mal innehalten, und man eine Verschnaufpause einlegen kann. Das sind kurze, kostbare Momente im Wahnsinn des Alltags, die uns Erleichterung spüren lassen.

Und dann Phase 3, ab dem 59. Lebensjahr: Das „Ankommen".

Wie herrlich! Das Tal der U-Kurve ist durchschritten, es geht bergauf. Warum? Weil sich eine Art innerer Friede einstellt. Man muss nicht mehr jedem Trend hinterherrennen, ständig Neues ausprobieren (Phase 1). Man muss andererseits aber auch nicht in ständiger Sorge leben, dass alles wie ein Kartenhaus in sich zusammenbricht (Phase 2). Stattdessen fühlt sich das Leben mehr an wie ein sicherer Hafen, in den man einläuft. Hier spielen vor soziale Kontakte, Nähe, Verbundenheit und (klar!) das physiologische „Herunterfahren" eine wichtige Rolle: Geist und Körper werden gemeinsam ruhiger. Allerdings gibt es eine Einschränkung: Das Belohnungssystem im Gehirn reagiert jetzt weniger stark auf Belohnungsreize als bei jüngeren Menschen. Dies hängt damit zusammen, dass der Botenstoff Dopamin mit zunehmendem Alter in geringeren Mengen hergestellt wird, und er gleichzeitig nicht mehr den kickenden Gute-Laune-Soforteffekt hat, wie in Lebens-Glücksphase 1. Wer es aber schafft, das Gehirn positiv zu beeinflussen, mit ausreichend Glücksmomenten und Glücksgefühlen zu füttern, der hat in jedem Alter ein emotionales Ruhekissen, das ihn sanft wie auf einer Wolke durch den Alltag schweben lässt. Und genau das, dieses bewusste Glücklich-sein, lehrt uns die Positive Psychologie. Natürlich nie alleine, sondern nur im Zusammenspiel mit gesunder Ernährung, regelmäßigem Sport und schönen sozialen Kontakten. Aber der Mix aus Bewegung, Freundeskreis, Ernährung und positiver Psychologie hilft uns, erstens das Bild vom Alter zu erweitern und auch die Schönheit im Älterwerden zu entdecken. Und zweitens, den inneren Frieden, die mentale Stärke zu finden, jede Lebensphase mit mehr Glück aufzufüllen. Dann stören ein paar falten oder die ersten grauen Haare gleich viel weniger. Wie gesagt: „It's an inside job". Nur wer sein Inneres pflegt, bringt sein Äußeres zum Strahlen.

Wenn Du Dich jetzt fragst, warum ich dieses Buch trotzdem (!) „Anti-Aging" genannt habe, obwohl ich vehement gegen diesen Begriff bin: Du hast völlig recht. Ich bin nicht nur inkonsequent, sondern auch noch scheinheilig. Zumindest ein bisschen. Denn auch wenn ich age-shaming schrecklich finde, so muss ich als Autor den Leser doch erstmal dazu bringen, mein Buch zu kaufen. Und „Anti-Aging" verkauft sich nun mal besser als irgendein anderes Schlagwort. Aber ja, ein bisschen schäme ich mich für den Titel, ich gebe es zu.

„Es kommt nicht darauf an
wie alt man wird,
sondern
wie man alt wird."
(Ursula Lehr, deutsche Alters-Forscherin, geboren 1930)

Was ist das eigentlich, dieses „Glück"?

Ich kann nicht anders, ich bin Diplom-Journalist. Und als solcher geht man immer auch den Worten auf den Grund. Is wohl so eine Art Berufskrankheit … Das Wort Glück also stammt vom mittelhochdeutschen „Gelücke" ab (Ende des 11. Jahrhunderts), das wiederum auf das mittelniederländische '(ghe)lucke' zurückgeht. Lucke, wie luck im englischen. Dieses „Gelücke" kommt von „gelingen", das eine Weiterentwicklung des ursprünglichen Wortes für „leicht" war. Kurz gesagt: Glück ist etwas, das man erreicht, und zwar leicht, ohne Widerstände. Glücklich ist der, dem etwas glückt. Absolut nachvollziehbar. Betrachtet man nun die „Positive Psychologie", die zuerst von einem Psychologen mit dem lustigerweise sehr treffenden Namen Martin Seligman ins Leben gerufen wurde, **ist die wichtigste Aufgabe eines Menschen, Wohlbefinden und Glück zu erreichen und dieses dann zu bewahren.**

Die Positive Psychologie wendet sich also dem zu, was einen Menschen stärkt, seine Gesundheit aufrechterhält und das Leben lebenswerter macht. Und wollen wir das nicht alle? Ab sofort, jeden Tag? Und es lohnt sich: Nicht nur sind glücklichere Menschen eben genau das: glücklicher. Sie leben sogar länger! Seligman erzählt in seinen Studien von einer Untersuchung, die zwischen 1931 und 1943 in einem Kloster in Nordamerika durchgeführt wurde. Novizinnen wurden gebeten, vor der Ablegung ihres Gelübdes, einen Text über ihr Leben zu schreiben. 60 Jahre später wurden die biografischen Aufzeichnungen untersucht und ausgewertet. Dabei wurde festgestellt, dass glücklichere Nonnen, die ihr

Leben positiv beschrieben, ein bis zu zehn Jahre längeres Leben vor sich hatten, als Nonnen, die ihr Leben negativ, pessimistisch beschrieben. Was für eine schöne Idee: Wir machen uns glücklich, und leben dann auch noch länger im Glück! win-win.

So, und nun endlich die wichtigste Nachricht: Das entspannt altern, das glücklich-sein, kann man trainieren. Indem man Achtsamkeits-Kurse belegt, sich einen wellbeing-Coach zulegt, regelmäßig Yoga-Kurse besucht, und so weiter. Das würde aber jetzt den Rahmen dieses kleinen „Big Books" sprengen. Stattdessen möchte ich eine Challenge vorstellen, die ab sofort jeder jeden Tag ganz easy umsetzen kann: Dein Happy-Tagebuch! Das ist eine ganz einfache, aber sehr erfüllende Möglichkeit zu mehr Gelassenheit, Zufriedenheit und dem entspannteren Umgehen mit dem eigenen Alter. Es kostet Dich zwar etwas Disziplin, aber ohne geht es nun mal nicht, immerhin wollen wir unser Gehirn ein Stück weit neu programmieren. Das Gehirn wählt nämlich immer den einfachsten weg, und das ist der Weg, den es kennt. Im Grunde ist das wie ein Waldpfad: Mit der Zeit wird der weiche Boden festgetreten von tausenden Schritten, bis sich richtige „Fahrrinnen" bilden. Und das Ziel des happy-Tagebuches ist es, diese Fahrrinnen zu verlassen, und sich neue Wege durch das Dickicht zu suchen. So ungefähr jedenfalls :-)

Bereit? Los geht's!

,

Die 30-Tage-Challenge! Dein Happy-Tagebuch für den nächsten Monat

Natürlich stellt sich die Frage: „Wie werde ich denn eigentlich glücklich?" Unser ganzes Leben folgen wir - mal mehr, mal weniger bewusst - dem Streben nach Glück. Wir büffeln für bessere Schulnoten, arbeiten hart für die Beförderung im Job, sparen auf einen Luxus, stemmen Hanteln beim Workout für einen schöneren Körper, und cremen was das Zeug hält gegen Falten und Unreinheiten. Nur, wenn wir dann endlich ein Etappenziel erreicht haben, fühlt es sich nach kurzer Zeit schon nicht mehr wirklich besser an. Denn: Unser Gehirn passt sich an! das Unterbewusstsein kann ein echtes Arschloch sein (pardon). Es ist nun mal so, alles Aufregende, Tolle, Neue wird ganz schnell zum „neuen Normal". Das kann auch etwas Gutes sein, zum Beispiel in der Liebe. Wenn man sich an seinen Partner gewöhnt, heißt das nur, er verwächst immer fester mit unserem Herzen. Hildegard Knef, die deutsche Schauspielerin und Sängerin der 1950'er und 60er-Jahre hat darüber sogar ein Lied gesungen:

„Ich hab' mich so an dich gewöhnt … Wenn du lachst, dann lach' ich mit - Wenn du weinst, dann ist die Welt für mich vorbei. Wenn ich denk', dann denk' ich immer für uns zwei. Wenn du älter wirst, und die Figur wird langsam rund, wenn du Brillen trägst und kannst mich kaum noch sehen, was auch immer kommt, für mich gibt's keinen Scheidungsgrund! Denn für mich, da bleibst du ewig jung und schön Ich hab' mich so an dich gewöhnt."

Aber es gibt eben auch die andere Seite: Wir gewöhnen uns an etwas Schönes, Neues, und zack nehmen wir es als selbstverständlich hin. Es freut uns nicht mehr so wie beim ersten Mal. Kurz gesagt: Wir verlernen, uns über die schönen Dinge des Alltags zu freuen. In der Psychologie wird dieses Phänomen die „Hedonistische Tretmühle" genannt. Kurz gefreut, schon dran gewöhnt. Es ist zum Heulen. Also: Wie wird man glücklich? Und wie lernt man, Glücksgefühle ganz lange zu spüren, und sie nicht sofort wieder als „normal" abzustempeln?

Die Forschung hilft uns da weiter: Denn Studien konnten belegen, dass die Lebensumstände nur für 10 % des täglichen Glücksempfindens verantwortlich sind. 50 % sind auf unsere Gene zurückzuführen, für die wir nun mal nichts können. Aber, das Gute:

Es bleiben noch stolze 40% des Glücks, die davon abhängig sind, wie wir täglich denken, fühlen und handeln.

Die Art und Weise, wie wir das Leben sehen, wie wir jedem Tag begegnen macht wissenschaftlich messbar fast die Hälfte unseres persönlichen Glückes aus: Wie gut kann ich mit Stress und Rückschlägen umgehen? Blicke ich optimistisch in die Zukunft? Weiß ich die kleinen Dinge im Leben zu schätzen? Positive Gedanken und Verhaltensweisen sind für das eigene Glück also 4-mal wichtiger als die Lebensumstände! Und die gute Nachricht ist, dass man genau diese positiven Gedanken- und Verhaltensmuster trainieren kann, wie einen Muskel.

Auf den folgenden Seiten möchte ich Dir daher gerne eine kleine Hilfestellung geben, wie man sein Leben, seine innere Haltung, sein Selbstbild verbessert. Salopp gesagt: Wie man ein bisschen mehr „happiness" in seinen Alltag kriegt. Das Ganze ist sehr simpel, es erfordert nur ein klitzeklein bisschen Disziplin, und 5 Minuten Deiner Zeit jeden (!) Abend. So funktioniert das Ganze:

1. Im Anschluss findest Du 30 Mini-Aufgaben, jeweils eine für einen Tag, also pi mal Daumen für einen Monat. Du liest morgens Deine Tagesaufgabe, kurz bevor Du aus dem Haus gehst oder in den Tag startest. Die Antwort schreibst Du aber erst abends auf, wenn der Tag vorbei ist. Gehe also jetzt am frühen Morgen kurz in Dich und überlege, was die Aufgabe verlangt. Schreibe aber noch nichts auf. Und lies wirklich nur die Aufgabe des Tages! Wenn Du schon weiterliest, bringst Du Deine Gedanken in Unordnung, und sie grübeln über mehrere Themen gleichzeitig, statt dass Du dich auf diese eine Sache fokussierst. Und wenn du dann im Laufe des Tages zwischendurch kurze Pausen hast, etwa wenn Du beim Bäcker in der Schlange stehst, wenn Du im Büroflur zur Kaffeemaschine gehst, wenn Du auf den Bus wartest, dann nutze diese „mini-Breaks" und erinnere Dich an die Tagesaufgabe. Was wirst Du heute Abend aufschreiben, woran denkst Du?

2. Wenn du abends ein paar Minuten Ruhe hast, setz Dich hin und fange an, zu schreiben. Wichtig ist, dass Du Dir wirklich 5 - 10 Minuten ungestört Zeit nimmst. Kurz vor dem Abendessen zum Beispiel, oder bevor Du ins Bett gehst. Der Zeitpunkt ist unerheblich, wichtig ist nur dass der Tag hinter Dir liegt, und Du schon zur Ruhe gekommen bist. Ziel der Übung ist es, dass Du mit der

Zeit (wir reden hier immerhin von einem ganzen Monat!) lernst, Dich auf schöne Dinge zu fokussieren. Denn das ist das Wesen der „Positiven Psychologie": dass man lernt, Dinge zu spüren, wahrzunehmen, die man sonst vielleicht als Kleinigkeit oder Selbstverständlichkeit einfach hingenommen hat. Durch die wiederholte Übung (jeden Abend 5 Minuten) kommt man in einen unheimlich energiespendenden, kreativen Flow. Der auf Dauer Deine Gefühlslage pushen kann, Dir hilft, glücklicher und achtsamer zu werden.   P.S.: Wenn Du es mal einen Tag nicht schaffst, Dein „happy Tagebuch" zu nutzen, mach einfach am nächsten Tag weiter. Überspringe bitte keine Aufgabe, und andersherum: Erledige auch nicht zwei Aufgaben an einem Tag.

   Viel Spaß …

Tag 1: Beschreibe Deine Persönlichkeit

(Hier gilt alles, was Deinen Charakter ausmacht, was Du an Dir schätzt, was andere an Dir loben, womit Du aus der Masse herausstichst. Aber: Nur persönliche Eigenschaften! Schöne Haare, oder makellose Zähne und solche Äußerlichkeiten gelten nicht)

_____

_____

_____

_____

_____

_____

_____

_____

_____

_____

Tag 2: Nenne 4 Dinge, die Dich glücklich machen

(Ganz egal was, wichtig ist aber, dass Du gründlich nachdenkst, denn es sollten drei Dinge sein, die Dich immer und jedes Mal glücklich machen. Es sollten also keine spontanen Einfälle sein, was Dich zum Beispiel heute begeistert hat. Es mag Dich glücklich gemacht haben, dass Du heute 10 Euro in einer Hosentasche „wiedergefunden" hast. Gemeint sind aber regelmäßige und bewusst wiederholbare Dinge, etwa: „Pistazieneis mit Schokoladensauce". Oder: „Morgens aufzustehen, das Fenster zu öffnen und Vögel singen zu hören".)

1.

_____

_____

_____

2.

_____

_____

_____

3.

4.

Tag 3: Schreib eine schöne Erinnerung auf
(Irgendetwas, das Dir einfällt von früher, egal was, egal mit wem. Hauptsache, es bringt Dich heute noch zum Lächeln, und löst ein Gefühl in Dir aus.)

_____

_____

_____

_____

_____

_____

_____

_____

Tag 4: Wo würdest Du gerne hinreisen (Ein Ort, den Du gerne besuchen würdest, und warum - das ist wichtig! Schreibe auf, wo der Ort liegt, warum Du ihn gerne sehen würdest, und wie Du Dich fühlen möchtest, wenn Du dort bist)

Tag 5: Schreib etwas Nettes über Deine Eltern
(Klar, das ist nicht für jeden so leicht, aber ich bin sicher, selbst wenn jemand im Knatsch mit seinen Eltern lebt, fällt ihm etwas Positives ein; wer seine Eltern nie kennengelernt hat, nimmt natürlich zwei Personen aus seiner Jugend, die ihn maßgeblich geprägt haben)

Tag 6: Was ist „Glücklich sein" für dich?
(Welchen Zustand, welche Ziele strebst Du im Leben an, wann glaubst du, wärst Du so richtig glücklich?)

Tag 7: Erzähle von Deinem Lieblingsfilm
(Schreibe es so, als würdest Du mir den Film empfehlen, und ich hab noch nie etwas davon gehört. Mach mich neugierig, steck mich mit Deiner Begeisterung an!)

Tag 8: Beschreibe Deine beste Freundin oder Deinen besten Freund (Klar, nicht jeder hat das, einen festen Fixstern in seinem Umfeld, diesen einen „best buddy". Aber wenn, dann beschreibe ihn, erzähle warum er Dir gut tut. Und wenn Du keinen „BFF" hast, schreib einfach über eine Person, der Du Dich besonders nahe fühlst, die Dir gut tut, im Job, in der Nachbarschaft, oder auch in der Familie.)

Tag 9: Analysiere Deinen Stil (Ausreden gelten nicht, denn jeder hat ihn: Seinen eigenen, persönlichen „Style". Er ist im Grunde das, was Dich dazu bewegt, ein bestimmtes Hemd zu kaufen, und nicht wahllos etwas aus einem Wühltisch herauszuziehen. Was gefällt Dir, was spricht Dich an, und vor allem: Warum! Was machen manche Kleidungsstücke mit Dir, was lösen sie für Gefühle aus.)

_____

_____

_____

_____

_____

_____

_____

_____

Tag 10: Hast du einen Plan B? (Was, wenn alles den Bach runtergehen würde, und Du beschließt, wegzulaufen. Wohin würdest Du flüchten? Und wie wäre es dann dort?)

Tag 11: Wen vermisst Du? (Denke nach, wer Dir in Deinem Leben fehlt. Das können Verwandte sein, die nicht mehr da sind, oder Freunde, mit denen Du Dich einfach auseinandergelebt hast. Oder vielleicht eine Liebe von früher? Erzähl mir von dem Menschen, den Du vermisst. Und ja, es darf gerne auch ein Haustier sein, wenn es Dir sehr viel bedeutet hat))

Tag 12: Nenne 30 Fakten über Dich. (Kurz und schmerzlos, 30 Adjektive über Dich, die alle etwas Tolles über Dich sagen. Nichts belangloses, sondern richtig tolle Eigenschaften, auf die Du stolz bist. Die Sätze fangen also alle an mit „Ich bin … ".

Die ersten paar werden Dir ganz sicher schnell einfallen, dann wird es schon etwas mühseliger. Aber bleib dran! Die Aufgabe ist erst erfüllt, wenn 30 kurze Dinge hier stehen, die alle völlig verschieden sind! „Ich bin elegant" und „Ich bin modebewusst" wären sich zu ähnlich!)

1 Ich bin _____

2 Ich bin _____

3 Ich bin _____

4 Ich bin _____

5 Ich bin _____

6 Ich bin _____

7 Ich bin _____

8 Ich bin _____

9 Ich bin _____

10 Ich bin _____

11 Ich bin _____

12 Ich bin _____

13 Ich bin _____

14 Ich bin _____

15. Ich bin _____

16. Ich bin _____

17. Ich bin _____

18. Ich bin _____

19. Ich bin _____

20. Ich bin _____

21. Ich bin _____

22. Ich bin _____

23. Ich bin _____

24. Ich bin _____

25. Ich bin _____

26. Ich bin _____

27. Ich bin _____

28. Ich bin _____

29. Ich bin _____

30. Ich bin _____

Tag 13: Wie gewinnt man Dein Herz? (Verrate uns, was jemand tun - und lassen! - müsste, der Dich ganz neu kennenlernt, um Dein Herz im Sturm zu erobern. Egal, ob Du dabei an einen Flirt oder eine neue Kollegin denkst, oder „nur" einen neuen Bekannten. Schreibe einfach darüber, wie man Dich zum Aufblühen bringt, und wie man Deine Schutzschirme oder Mauern überwinden kann.)

Tag 14: Welche TV-Serie magst Du (oder mochtest Du) besonders gerne? (Von den „Schlümpfen" über „Denver Clan" bis „Modern Family" … bestimmt hast Du schon mal eine Serie „geliebt". Warum war das so, was hast Du an der Serie genossen, welche Charaktere lagen Dir besonders am Herzen?)

_____

_____

_____

_____

_____

_____

_____

_____

_____

_____

Tag 15: Hast Du Geschwister? (Erzähl mir von ihnen, beschreibe sie, mit allen ihren guten und schlechten Seiten. Und welchen Einfluss er oder sie auf Dein Leben hat. Wenn Du ein Einzelkind bist/ warst: Dann beschreibe, was Du gerne für ein Geschwister gehabt hättest, eine Schwester oder einen Bruder? Warum, und was wäre dann vielleicht anders gelaufen in Deinem Leben?)

_____

_____

_____

_____

_____

_____

_____

Tag 16: Was ist Dein Lieblingsessen? (Das kann ein Gericht sein, Pizza mit Spinat, oder ein einzelnes Nahrungsmittel, also zum Beispiel Weintrauben. Erzähle so detailreich und anschaulich wie möglich, warum Du genau diese Speise liebst, wie Du sie isst. Schreibe außerdem bitte auf, wie sie hergestellt wird. Denke also kurz mal darüber nach, wie der Pizzabäcker den Teig knetet und mit Mehl bestäubt, und wie ist das Mehl überhaupt hergestellt worden? Wie wird der Tomaten-Sugo hergestellt, wieviel Sonne haben die Tomaten wohl abbekommen, bevor sie gepflückt wurden? Und woher kommt der Mozzarella, der darüber gestreut wird, und so weiter …)

Tag 17: Welche Textzeile eines Songs geht Dir durch den Kopf? (Jeder hat das, den einen Lieblingssong, der in ihm sofort eine ganz bestimmte Stimmung auslöst. Was ist Dein Lieblingssong? Wie fühlst Du dich, wenn Du ihn hörst, und was glaubst Du warum ist das so? Nimm dann deine Lieblingsstelle aus dem Text und erzähle mir, was sie für Dich bedeutet.)

Tag 18: Wer war Deine erste große Liebe?
(Da brauch ich wohl nicht viel dazu sagen. Wer war er oder sie, was war so besonders an ihm/ihr? Wenn Du ihn/sie heute wiedertreffen würdest, was würdest Du ihr/ihm gerne sagen?)

Tag 19: Was ist Dein schönstes Körperteil?
(Beine? Lippen? Oberarme Po? Egal was … erzähl mir, warum es so hübsch ist, dass Du es gerne an Dir magst)

Tag 20: Promi-Crush? Wen würdest du vom Fleck weg heiraten? Und wen flachlegen? (Und ja, das sind meistens zwei völlig verschiedene Typen Mensch! Mit dem einen möchte man durchbrennen und ein heißes, sexy Abenteuer erleben. Mit dem anderen will man eine Zukunft aufbauen, ihn seinen Eltern vorstellen, heiraten und ein Haus bauen. Nenne je einen berühmten Promi, und warum (!) Du glaubst, das wäre die Erfüllung.)

Flachlegen:

_____

_____

_____

_____

Heiraten:

_____

_____

_____

_____

Tag 21: Schreibe einen Brief. (Egal an wen. Gibt es jemandem, dem Du schon immer etwas sagen wolltest? Jemandem aus der Schulzeit, zu dem Du mal fies warst, oder jemandem aus der Familie, der Dich verletzt hat, oder ein Schwarm, dem Du nicht gestehen magst, dass Du ihn oder sie toll findest … Schreib ihm! Erklär ihm, wie Du Dich fühlst oder gefühlt hast. Und schreibe so blumig und elegant, in Wort-Schnörkeln so gut Du nur kannst!)

_____

_____

_____

_____

_____

_____

_____

Tag 22: Wovon träumst Du?
(Ein Lottogewinn, ein Häuschen im Grünen, einmal live vor 100.000 Fans singen, zum Mond fliegen … erzähl mir, wovon Du träumst, und warum. Egal, wie unrealistisch es ist. In Träumen ist alles möglich!)

_____

_____

_____

_____

_____

_____

_____

_____

_____

Tag 23: Welchen älteren Promi findest Du toll?
(Sean Connery, Tina Turner, Dame Judi Dench … es gibt bestimmt einen Schauspieler oder Musiker älteren Semesters, den Du cool findest, oder immer noch attraktiv, oder einfach talentiert. Trotz seiner Falten, grauen Haare oder unsportlichen Figur. Beschreibe ganz detailliert, was Du an ihm so besonders toll findest.)

_____

_____

_____

_____

_____

_____

_____

_____

_____

Tag 24: Was hat jemand mal über Dich gesagt?
(Hier muss man vielleicht wirklich ein bisschen grübeln, aber bestimmt gab es das: Etwas Nettes, ein Lob, ein Kompliment, ein Liebesschwur ... irgendetwas, das Dir mal jemand gesagt hat, das Du nicht vergessen kannst... schreib es auf, und erinnere Dich, wie Du Dich dabei gefühlt hast)

_____

_____

_____

_____

_____

_____

_____

_____

Tag 25: Denke an ein Wort. Egal welches. Dann googele nach diesem Wort, klicke auf „Bilder" und wähle das 11. Bild, das angezeigt wird. Und schreibe darüber einen Mini-Aufsatz. Was siehst Du, was fühlst Du dabei?

Tag 26: Was ist Dir heute Gutes passiert?
(Schreibe drei Dinge abends auf, die Dir im Laufe des Tages begegnet oder passiert sind, die gut waren, sich gut anfühlten, Dich haben lächeln lassen.)

1.

2.

3.

Tag 27: Wo warst Du schon mal? (Erzähle mir von dem Ort, der am weitesten Weg von zuhause ist, an dem Du jemals warst. Wie war es dort, warum warst du da? Was hat Dir dort gefallen?)

Tag 28: Wie hilfst Du Mutter Erde? (Auch wenn es nur eine Kleinigkeit ist, überlege etwas, dass Du Dir tatsächlich angewöhnt hast, oder worauf Du achtest, was der Umwelt zugutekommt. Und dann schreibe noch etwas dazu, dass Du easy ab morgen jeden Tag verstärkt beachten oder umsetzen könntest.)

_____

_____

_____

_____

_____

_____

_____

_____

_____

Tag 29: Was wäre Dein Traumjob?
(Verrate mir, was Du heute, mit allem was Du weißt und kannst, am aller-aller-liebsten beruflich machen würdest, und warum Du gut darin wärst)

_____

_____

_____

_____

_____

_____

_____

_____

_____

Tag 30: Was sollte morgen passieren? (Denke an etwas, dass Dir morgen passieren **könnte**, das Dich so richtig glücklich machen würde. Beschreibe die Situation, und wie du Dich fühlen würdest. Erlaubt sind aber nur realistische Dinge, der spontane Flug zum Mond oder das Erwachen Deiner Fähigkeit, unsichtbar zu sein, zählen nicht … auch wenn's toll wäre!)

_____

_____

_____

_____

_____

_____

_____

_____

_____

**Tag 31: Du hast es geschafft!
Keine To-Dos mehr!**

Herzlichen Glückwunsch, du hast Deine kleine Reise ins Unterbewusstsein hinter Dir. Und jetzt? Erstens könntest Du die schöne Angewohnheit beibehalten, und jeden Abend etwas aufschreiben, dass Dich glücklich gemacht hat. Kauf Dir ein schönes Notizbuch, und schreibe jeden Abend die Antworten auf folgende drei Fragen auf: 1. Was hat mich heute gefreut? 2. Wieso habe ich mich dabei gut gefühlt? 3. Was kann ich in Zukunft machen, um diesen Glücks-Moment zu wiederholen?   Und zweitens kannst Du die letzten Seiten, Deine 30 Tage, einfach hervorkramen und durchblättern, wenn Du Dich mal mies fühlst. Wenn Du keine Energie hast, traurig oder unzufrieden bist, dann schau, was Du hier so reingeschrieben hast, und tanke Energie aus deinen eigenen Worten. Das klappt ziemlich gut, zumal man mit einigem Abstand vergessen hat, was man hier so aufgeschrieben hat!   Und drittens kannst Du dieses Buch hier neu kaufen und jemandem schenken, dem Du eine Freude machen möchtest, der vielleicht gerade selber nicht so gut drauf ist :-)))))

„Glück ist kein Geschenk der Götter,
sondern die
Frucht innerer Einstellung."
(Erich Fromm,
deutsch-US-amerikanischer Psychoanalytiker, 1900-1980)

Kapitel 4
DIE SPRACHE DER FALTEN
ODER:
SO BEHANDELN BEAUTY-DOCS DAS GESICHT HEUTE

Die Menschen werden immer älter. Lag die durchschnittliche Lebenserwartung eines deutschen Mannes 1960 noch bei 67 Jahren, werden wir heute im Schnitt 77 Jahre alt. Das ärgert die Rentenkassen, freut aber das Spiegelbild. Denn wir altern auch langsamer. Beweis: Vergleiche sich heute mal mit Fotos Deiner Mutter oder Deines Vaters im gleichen Alter. Über die Gründe des jüngeren Aussehens lässt sich streiten – bessere medizinische Versorgung, weniger schwere Arbeit, gesündere Ernährung. Einen wesentlichen Beitrag zur neugewonnenen Jugendlichkeit liefert aber auf jeden Fall die Erkenntnis über „inflammatorische" (entzündliche) Prozesse im Körper. Das Altern an sich ist ein Prozess, dessen molekularbiologische Grundlagen bis heute weitgehend entschlüsselt wurden. Und, grob gesprochen, basiert dieser Vorgang auf chronischen entzündlichen Vorgängen im Körper. Eine Schlüsselrolle spielen dabei „Freie Radikale", über die ich schon ausführlich geschrieben habe („Big Book of Beauty 1: Wunderschöne Haut", Kapitel 8). Die Kurzfassung: Bereits in den 1950er-Jahren wurden diese besonders aggressiven Moleküle entdeckt, die bei der Zellatmung entstehen und auf ihrer Elektronenhülle ein ungepaartes Elektron besitzen. Um diesen „Defekt" auszugleichen, befallen Freie Radikale alle möglichen Nachbarmoleküle, denen sie ein Elektron „stehlen". Das Molekül, das dabei ein Elektron verliert, wird geschädigt und versucht, den Verlust auszugleichen, indem es wiederum selber ein Elektron von einem gesunden Kollegen raubt – eine Kettenreaktion, die bis zu kollektivem Zellzerfall führt und sogar Mutationen des Erbgutes hervorrufen kann. Umweltgifte, Stress, Rauchen und Sonneneinstrahlung unterstützen die Freien Radikale bei ihrer zerstörerischen Tätigkeit.

Und dann bilden sich unter anderem Falten. Richtig?
Falsch.

Falten bilden sich vor allem, weil Haut ein lebendiges, bewegliches Organ ist. Das durch tausende Bewegungen am Tag extrem strapaziert wird. Und an anderen Stellen verschiebt sich das Gewebe, zum Beispiel im Gesicht, und drückt Hautberge zusammen. Auch so bilden sich Falten. Beides ist ganz normal und natürlich. Allerdings beschleunigen Freie Radikale das Ganze. Denn sie rauben der Haut die Fähigkeit, sich nach jeder Bewegung wieder zu glätten. Wer zuhause eine Lederjacke im Schrank hängen hat, kennt das: Wenn man sie neu kauft, ist das Leder glatt und glänzend. Und als erstes kommen die Falten in der Armbeuge, genau dort, wo man jeden Tag zigmal den Arm anwinkelt. Nichts anderes passiert in der Haut. Nur altert die Lederjacke schneller, weil es sich um „tote" Haut handelt, ohne Selbstheilungskräfte. Aber so wie eine Lederjacke im Laufe der Zeit immer lässiger aussieht, so sagen auch die Falten in unserem Gesicht ganz viel über uns aus.

„Ich sage: Feiern wir unsere Falten!"

Richtig gelesen, ich finde, wir sollten alle mehr zu unseren Falten stehen, denn älter werden wir alle. Und im Sinne des „Postive Aging" geht es mittlerweile nicht mehr darum, einfach das Gesicht glatt zu bügeln, sondern - ACHTUNG! - auf die richtigen Falten zu setzen. Und die anderen, die doofen, zu kaschieren.

Kleine Eingriffe - große Wirkung

In der medizinischen Welt hat sich zuletzt die Meinung etabliert: Minimale Korrekturen sind okay, denn sie machen uns im Highspeed-Tempo attraktiver. Ein fliehendes Kinn etwa kann mit Hyaluron-Injektionen in nur wenigen Minuten aufgepolstert und damit auf sexy getunt werden. Der globale Trend des „Positive Aging" hat nichts mit glatt gezogenen Grusel-Gesichtern zu tun, oder dem Dorian Grey'schen Mantra, bloß nicht älter werden zu wollen. Es geht stattdessen um Ausstrahlung, um die Wirkung auf das Gegenüber, um das sogenannte „Wallstreet Face", bei dem mit Botox und ein paar Tropfen Hyaluron-Filler nur tiefe Falten ausradiert werden, kleinere aber bleiben, auf der Stirn etwa. Das Motto: Zeig dein bestes Ich! Eine erfolgreiche Managerin, ein CEO, eine Schauspiel-Ikone, ein Top-

Banker … sie alle brauchen schließlich eine expressive Mimik und damit die Fähigkeit, je nach Bedarf überrascht, niedlich oder dominant aussehen zu können. Die Bitte an den Beauty-Doc sollte lauten: Bitte nur genau die Falten abmildern, die sich dauerhaft in die Haut eingegraben haben und das Gesicht zornig oder traurig wirken lassen. Denn zum Glück werden auch Mediziner immer besser. Sieht man heute Stars, die sich vor zig Jahren oder schon mehrfach haben liften lassen, denkt doch jeder von uns: Sorry, aber das hat mit gutem Aussehen nichts zu tun. Mittlerweile können Beauty-Ärzte aber ambulant, in wenigen Minuten, tolle Ergebnisse erzielen. Und mit toll meine ich: Mini-Veränderungen, die man eigentlich gar nicht sieht. Aber der Effekt ist deutlich: Man sieht im Handumdrehen weniger müde, traurig oder schlaff aus.

Weniger traurig? Wir reden aber hier schon von Anti-Aging, oder?

Absolut! Jetzt kommen wir zum wesentlichen Punkt: Wenn eine Patientin oder ein Patient in die Praxis eines Beauty-Arztes kommt, dann sagt er meistens Dinge wie: „Diese Falte stört mich" oder „Mein Kinn wird so wabbelig". Früher hätte man die Falte oder das Kinn gestrafft, fertig. Heute ist die Medizin technisch weiter. Der Arzt muss erst einmal fragen, was der Patient mit der Behandlung erreichen will. Und dann hört man meistens die gleichen Anliegen. Patient:innen wollen heute meistens weniger traurig aussehen oder weniger müde. Sie wünschen sich, attraktiver zu werden, schlanker auszusehen oder männlich-markanter. *That's it*. Es geht nicht mehr um die ein oder andere Falte, es geht um den Ausdruck des Gesichts. Denn:

> „Wer will schon beim Date erschöpft rüberkommen? Oder traurig und sorgenvoll, wenn er beim Meeting um das Vertrauen neuer Investoren wirbt?"

Die Lösung nennen Beauty-Docs wie gesagt „Positive Aging". Es geht nicht darum, mittels Skalpell verjüngt auszusehen, sondern darum, mit minimalem Aufwand die Probleme loszuwerden, die durch das Älter-werden entstehen. Mal ein Beispiel: Sagen wir, ein männlicher Patient, Mitte 30, möchte weniger müde und schlaff wirken. Dann bekommt er eine winzige Dosen Hyaluron in Wangen und Schläfen. Das Ergebnis? Die Augenpartie wirkt wach und erfrischt. Alles, was unterhalb der Wangenknochen konturlos herunterhing, wird sanft geliftet. Denn im Grunde liegt der K.O.-Gesichtsausdruck oft am altersbedingten Abbau des Unterhautfettgewebes. Also mogelt der Arzt und füllt an manchen Stellen die verrutschten oder fehlenden Fettdepots einfach wieder auf.

Das klingt jetzt nach einem aufgepolsterten unecht wirkenden Puppen-Gesicht … Aber keine Sorge. Erstens reichen in den meisten Fällen links und rechts ein paar winzige Tropfen Hyaluronsäure, schon rutscht die Haut nach oben, wirkt straffer, erholter. Zweitens gleicht man meistens ja nur aus, was vorher irgendwann schon mal da gewesen ist. Niemand würde jemals sehen, dass ein Beauty-Doc die Hand angelegt hat. Man möchte eben nicht aufgepolstert oder straff gezurrt aussehen. Sondern so, als sei man gerade die vergangenen vier Wochen im Urlaub gewesen. Aber was sind denn nun „gute" oder schlechte Falten? Welche stören, und welche sind dagegen hübsch und machen das Gesicht attraktiv und spannend? Eines vorab, da sind wir uns an diesem Punkt des Buches hoffentlich alle einig (sonst waren die letzten 94 Seiten umsonst): Falten entstehen, indem bestimmte Mimiken häufig verwendet werden. Wir blinzeln Millionen Mal in der Woche, zum Beispiel. Und irgendwann, ab einem bestimmten Alter bleiben diese „Mimik – Spuren" in die Haut eingegraben. Bei der Interpretation solcher dauerhaft eingegrabenen Falten muss man allerdings auch vorsichtig sein. Da Falten immer auch „Lebensspuren" sind, und alles was wir erleben immer auch für die Ausprägung von Charakter verantwortlich ist, kann man nicht einfach durch bestimmte Falten oder angewöhnte Gesichtszüge auf diesen oder jenen Charakter schließen. Heißt: Ein Mensch, der hängende Mundwinkel und senkrechte Stirnfalten hat, muss nicht unbedingt ein schlechtlauniger Mensch sein. Möglicherweise hat er in seinem Leben so viele schwere Einschläge erlebt, wie zum Beispiel Krankheiten, Kummer, Sorgen, dass daher diese Faltenbildung kommt, er im Grunde aber keineswegs ein „Grinch" ist. Damit will ich sagen, dass die „Sprache der Falten", wie ich sie hier darstelle, immer mit Vorsicht zu genießen ist, denn man kann sich grob verschätzen. Aber genau darum geht es ja: Wir sehen einen Menschen, mit ausgeprägten Falten, oder unser Spiegelbild. Und sofort registriert unser Gehirn, mit was für einem Ausdruck wir es zu tun haben. Hängende Mundwinkel suggerieren Schlechtlaunigkeit. Die Zornesfalte wirkt (logisch) zornig. Und dann ist es erst einmal egal, ob es überhaupt stimmt, oder nicht. Unsere Falten erzählen Menschen, wie wir uns fühlen, was für ein Charakter wir sind, da ist es völlig egal, ob der Eindruck stimmt oder nicht. Unser Gegenüber empfängt diese Signale. Und genau deswegen, um unerwünschte Emotionen auszulöschen, geht man dann ja zum Beauty-Doc. Weil man nicht dauermüde aussehen will, traurig oder schlechtgelaunt.

Was Falten im Gesicht verraten:

Stirn
Ja, Stirnfalten können sexy sein, siehe James Dean. Vor allem die Querlinien! aber das gilt ungerechterweise auch nur für Männer. „Waagerechte Stirnfalten deuten an, dass die Aufmerksamkeit des Menschen über Jahrzehnte stark in Anspruch genommen wurde. Sie wirken bei Männern also gerne positiv grüblerisch, nachdenklich. Gräbt sich aber die Zornesfalte zwischen den Augenbrauen senkrecht ein, sieht man ängstlich oder wütend aus. Wenn diese negativ wirkenden Falten zwischen den Brauen eliminiert werden, die Querfalten aber bleiben, nennt man das „Wallstreet Face". Aber das gilt wie gesagt eher für toughe Kerle. Frauen wollen gerne weder senkrecht noch waagerecht. Die glatte Stirn ist ein Zeichen für Jugendlichkeit.

Augen

„Du siehst so traurig aus. Alles okay?" Wer diesen Satz öfter hört, dem kann vom Beauty-Doc geholfen werden: Statt einer OP gegen hängende Oberlider oder Tränensäcke reicht es oft schon, Hyaluronsäure-Filler spritzen zu lassen, um absackendes Gewebe um die Augen in hellwache Topform zu bringen.

Sind wir erstaunt oder erschrocken, heben wir die Augenbraue. Ebenso, wenn wir zynisch auf jemanden „herabblicken". Dann gerne auch nur eine Augenbraue. Dagegen hilft das muskelentspannende Botulinumtoxin, wenn sich der spöttische, überhebliche Ausdruck, oder der erschrockene „Reh-vor-Zug"-Blick ins Gesicht gegraben hat. Lachfalten dagegen lassen ein Gesicht wahrhaft aufstrahlen. Sie lassen einen Menschen gutgelaunt, fröhlich, anziehend wirken und müssen - nach meiner bescheidenen Meinung - nicht groß behandelt werden. Allerdings lassen sie sich durch regelmäßige Injektionen mit Botulinumtoxin rechtzeitig (!) Im Zaum halten. Das mit dem „rechtzeitig" ist eh ein wichtiges Schlagwort. Es gilt die alte „Hildegard-Knef-Regel": Zu spät, zu viel. Das soll bedeuten, dass wenn man zu spät mit Eingriffen beginnt, und dann zu viel machen lässt, man es schnell bereut, weil das Ergebnis zu krass wird. Ein runzeliges Gesicht plötzlich straff zu ziehen, wie bei der großen deutschen Sängerin Knef, wirkt mega unnatürlich. Dann doch lieber hin und wieder kleine vorbeugende Korrekturen schon in jungen Jahren vornehmen lassen.

Mund

Wer beim Fasching als Dr. Fu Man Chu oder Mephisto gehen will, würde sich diese Falten hinschminken: von der Nase zu den nach unten gezogenen Mundwinkeln. So sieht das Gesicht böse und verbiestert aus. Auch fies: Die sogenannten Marionetten-Falten, wie man sie von Bauchredner-Puppen kennt. Sie führen von den Mundwinkeln mehr oder weniger grade Richtung Boden. Sie wirken bedrohlich, aggressiv, schlechtlaunig. Wer den Effekt im echten Leben eher nicht wünscht, kann mittels Injektion die altersbedingt erschlafften Wangen mit Fillern anheben lassen, was gleichzeitig auch die Nasolabialfalte und sogar die Marionettenfalten glatter zieht. Sind diese besonders tief, können sie mit Injektionen direkt an den Falten aufgepolstert werden. Und: Einen verbittert-verkniffenen Mund entspannt Botox.

Kinn

Beginnt die scharfe Linie vom Kinn bis zu den Wangen-knochen „unscharf", schwammig zu werden, killt das tatsächlich die Attraktivität wie kaum ein anderes sicht-bares Zeichen des Alters. Aber, auch hier: Den Verlust des Unterhautfettgewebes regelmäßig mit kleinen Dosen Hyaluronsäure in die Wangen zu „fillern" konserviert die scharfe Kontur. Bildet sich ein richtiges Doppelkinn, sollte man frühzeitig den Beauty-Doc nach „Kryolipolysis" fragen: Hierbei sollen mittels Kälte Fettzellen abtransportiert werden. Gerade am Kinn kann das gut helfen, und eine schwabbelige Form wieder etwas straffen.

„Die Zeit verwandelt uns nicht,
sie entfaltet uns nur."
(Max Frisch, deutscher Schriftsteller, 1911-1992)

Kapitel 5:
FINDE DEIN SCHÖNSTES ICH

Das klingt jetzt erstmal unsympathisch, aber ich glaube fest daran: **"Reiche 50 ist wie Mittelklasse 30"**. Immer mehr erfolgreiche erwachsene Menschen sehen immer jünger aus. Damit meine ich nicht die gruseligen Opfer der Schönheitschirurgie wie Renee Zellweger, Meg Ryan, oder Mickey Rourke. Nein, an dieser Stelle will ich über Menschen reden, die ohne OP einfach frisch aussehen. Entspannt trotz stressigem Job. Überspitzt gesagt ist das Ideal einer Anti-Aging-Konzeptes, der One-Million-Dollar-Look, also der „golden glow" eines Privatiers, der nicht viele Sorgen hat. Wie das geht? Mit einer holistischen Anti-Aging-Strategie, die man nicht erst startet, wenn es zu spät ist, sondern ganz easy in jedem Alter in seine Pflege-Routine einbauen kann. Die mittels Ernährung und smarter Pflege dann später vielleicht auch ohne chirurgische Nachbesserung auskommt.

Übrigens: wenn ich von Beauty-Ops spreche, meine ich immer genau das: Schnippeleien, bei denen ein Skalpell zum Einsatz kommt. Minimalinvasive Behandlungen wie Botox oder Filler sind für mich keine Beauty-„OP". Damit will ich solche Injektionen mit der Spritze nicht bagatellisieren, als „To-Go"-Treatment verniedlichen. Es gibt genug Menschen, die

Botulinumtoxin & Co kategorisch ablehnen. Auch fein. Ich werde nicht müde, immer wieder zu fordern: Jeder darf alles machen, solange es keinem anderen schadet. Das „Maß der Dinge" gibt es nicht, und niemand sollte so überheblich oder verblendet sein, sich selber als Maßstab anzusetzen. „Also ich würde so etwas ja niiiiie an mir machen lassen", den Satz höre ich so oft. Und das ist auch eine schöne Einstellung. Aber wenn jemand anderes sagt: „Ich mag mich mit Botox einfach lieber", dann muss man das genauso zulassen. Für mich gelten eigentlich nur zwei Regeln:

Erstens: feiert Eure Unterschiede! Mir sind Leute zuwider, die sich selber für Gesundheits-Apostel halten und fordern, dass man sich Schönheit erarbeiten muss. Mit Fleiß und Disziplin, also Sport und gesunder Ernährung. Und die Filler oder Injektionen für eine unzulässige Abkürzung halten. So ein Quatsch. Wir leben Gottseidank in einer Zeit, in der es dieses eine gesellschaftliche Ideal nicht mehr gibt, stattdessen stehen heute (endlich!) Individualität und Vielfalt im Vordergrund. Entdecke Dich selber, entdecke, wie gut Du aussehen und Dich dabei fühlen kannst. Und pfeif drauf, was andere sagen. You like Botox? Dann go for it. Du lässt keinen Arzt mit Spritze in die Nähe Deines Gesichtes? Genau so fein :-) Macht doch, was Ihr wollt.

Zweitens, und die Regel sollte man sich irgendwo auf den Spiegel schreiben:

> „Charme ist der unsichtbare Teil der Schönheit, ohne den niemand wirklich schön sein kann!"
> (Sophia Loren, italienische Schauspielerin, geboren 1934)

Charme ist der wichtigste Teil des guten Aussehens. Als ich oben schrieb, ich finde den „golden glow" des entspannten Privatiers erstrebenswert - hattest Du da einen gutgelaunten, oder einen zickigen, übellaunigen Menschen vor Augen? Eben. Schönheit muss von innen nach außen strahlen. Deswegen habe ich anfangs die kleine Übung mit dem Tagebuch aus der positiven Psychologie erwähnt. Nur wer mit sich im Reinen ist, wer „happy positivity" ausstrahlt, und glücklich entspannt ist, wirkt auf andere Menschen attraktiv. Ein zickiger, arroganter oder unzufrieden mauliger Mensch kriegt auf der nach oben offenen sexy-Skala nie die volle Punktzahl. Warum erzähle ich das alles? Weil positive Power schon der erste Baustein einer ganzheitlichen Schönheits-Strategie ist! „Positive Aging" nennen das die Schönheits-Forscher.

Positive Psychologie ist etwas ganz Tolles, weil sie unser Selbstwert-Gefühl steigert, uns mehr Vertrauen und Zufriedenheit einbringt. Psychologen und Business-Mentoren arbeiten ganz viel mit dieser Methode, aber ich möchte hier ein bisschen etwas aus der Coaching-Praxis für unseren Beauty-Alltag übernehmen. Denn - klar - Ausstrahlung und Erfolg und Selbstliebe (!) hängen immer irgendwie zusammen. Der Autor George Reavis hat eine Fabel exakt für dieses Thema geschrieben, „Die Fabel der Tierschule". Sie lehrt uns, wie wichtig es ist, sich auf die eigenen Stärken zu konzentrieren. Denn auch das ist Beauty: In den Spiegel zu schauen, und sich gut zu finden. Du kannst noch so viele Cremes auftragen: Wenn das Fundament nicht stimmt, wenn Du nicht happy bist und Dich magst, wirst Du Dir immer selber ganz viel Ausstrahlung rauben. Also lernen wir doch alle, ein bisschen glücklicher zu sein. Wie das geht? Mit der hier folgenden Übung. Also, worum geht es in der besagten Fabel?

Vor langer Zeit, once upon a time, gingen die Tiere noch alle brav zur Schule. Und auf dem Stundenplan standen vor allem Sport und Fächer um die motorischen Fähigkeiten zu verbessern, also Rennen, Klettern, Schwimmen und Fliegen. Und alle Tiere sollten in allen Sportarten unterrichtet werden. Und natürlich war die Ente super im Schwimmen, dafür nur so la la im Fliegen. Beim Rennen hatte sie dann ganz verloren. Deswegen musste sie nachsitzen, und mehr Rennen üben. Und zack, sie übertrieb ihre Anstrengungen und lädierte dabei ihre

Schwimmflosse - bekam jetzt also auch noch schlechtere Noten beim Schwimmen. Und so geht die Geschichte weiter, ein Tier nach dem anderen. Das Kaninchen bricht weinend zusammen, weil es zwar super im Rennen war, beim Schwimmen aber Nachhilfeunterricht benötigte. Das Eichhörnchen war einsame Spitze im Klettern, hatte aber null Chancen beim Fliegen. Und übte so hart vom Boden in die Luft zu springen, bis es seine Muskeln überanstrengt hatte, und auch nicht mehr Klettern konnte. Das Schema der Geschichte wird schnell klar … Top-Performer in manchen Bereichen sind richtig mies bei anderen Aufgaben. Und wenn sie zu sehr alles erreichen wollen, machen sie sich irgendwann selber fertig, und können am Ende gar nichts mehr richtig.

Der majestätische Adler war allen anderen Tieren weit überlegen, wenn es galt die Spitze eines Baumes zu erreichen. Aber, er war durch nichts davon abzubringen, auf seine eigene Weise zur Baumspitze zu kommen. Nämlich fliegend, statt kletternd. Also bekam er schlechte Noten, weil er die Aufgabe nicht korrekt erfüllte. Am Ende des Schuljahres hatte ein leicht verhaltensgestörter Aal das beste Zeugnis vorzuweisen. Er konnte besonders gut schwimmen, seine Leistungen in den Fächern Klettern, Rennen und Fliegen waren aber nur mittelmäßig. Aber genau dieser Mix aus mittelmäßig und in einem Fach absolute-spitze, diese Kombi brachte ihm im Schnitt die besten Noten seines Jahrgangs ein. Damit schloss er aber am Ende nicht nur die Schule als Primus ab, sondern durfte sogar die Abschlussrede vor allen anderen Tieren halten.

Was will uns diese Geschichte sagen? Ein Business-Coach würde jetzt erklären, dass wir in der kleinen Geschichte lernen sollen, wie die einzigartigen Talente von Millionen Arbeitnehmern jeden Tag verkümmern, weil sie zu sehr darauf bedacht sind, ihre Schwächen auszugleichen, um auf ein „normales" Mittelmaß zu kommen. Und das ist Quatsch! Man muss sich nicht verbiegen und anpassen, um über all mitspielen zu können. Viel wichtiger ist es, seine Individualität und seine Stärken auszuleben! Warum ist das überhaupt so? Bleiben wir noch kurz im Berufsleben. Meistens kriegt man mit ein bisschen Glück hin und wieder ein Lob. Unser doofes Gehirn konzentriert sich aber, wenn es dahingehend untrainiert ist, viel mehr auf Kritik. Wenn wir mal irgend etwas tatsächlich nicht so gut können, oder - was noch viel häufiger der Fall ist - wenn jemand uns seine Meinung reinknallt, egal ob es stimmt oder nicht. Die Wahrscheinlichkeit ist extrem hoch, dass negative Kritik bei uns im Kopf viel mehr hängen bleibt als ein Lob. Und dann - jetzt kommt die Fabel ins Spiel - arbeiten wir hart daran, eventuelle Schwächen auszugleichen. Das gleiche passiert, wenn wir vermeintlich große Poren im Vergrößerungsspiegel anstarren, oder uns selber einreden, die Hüften wären etwas zu ausgeprägt, die Beine nicht schlank genug, das Haar nicht schön genug. Wir stören uns an Kleinigkeiten viel mehr, anstatt uns über großartige Dinge zu freuen. Und da zielt die positive Psychologie auf ein Umdenken, man soll lernen, nein, noch besser: Man soll sein Gehirn umprogrammieren, damit wir uns selber wertschätzen, unsere Stärken sehen und sie feiern. Dann kann man kleine Rückschläge locker wegstecken.

„Wir müssen viel mehr über
Schönheit nachdenken,
um sie wirklich zu sehen!"
(Immanuel Kant, deutscher Philosoph, 1724-1804)

Eine Übung möchte ich dafür hier gerne vorstellen, die den schönen Namen „Reflected Best Self" trägt (auf deutsch etwa: „Mein allerbestes Ich"), die 2003 von Robert Quinn entwickelt wurde. Vier kleine Aufgaben, die Dir helfen, Deine Stärken herauszufinden und daraus Stärken abzuleiten!

Aufgabe A: Frage andere

Wähle fünf Freunde oder Bekannte aus, die Du bei Gelegenheit mal direkt fragst, was sie an Dir schätzen. Am besten ist es, wenn sie Deine Stärke in einem Beispiel anhand einer konkreten Situation beschreiben. Da wir hier über „Beauty" und gutes Aussehen sprechen wollen, darfst Du es gerne gezielt auf dieses Thema lenken. Zum Beispiel mit diesen drei Fragen:

Was glaubst Du, ist meine größte Stärke im Leben? Eine besondere Charakter-Eigenschaft, ein Talent oder eine bestimmte Haltung?

_____

_____

_____

Kannst du ein Beispiel nennen, wann diese Eigenschaft/ Stärke hilfreich war?

_____

_____

_____

Was findest Du besonders hübsch an mir? Gibt es ein Körperteil, einen Look, ein Attribut, das Dir an mir besonders gefällt?

_____

_____

_____

Kannst du ein Beispiel nennen, wann Dir das besonders aufgefallen ist?

_____

_____

_____

Was glaubst Du, ist meine größte Stärke im Leben? Eine besondere Charakter-Eigenschaft, ein Talent oder eine bestimmte Haltung?

_____

_____

_____

Kannst du ein Beispiel nennen, wann diese Eigenschaft/ Stärke hilfreich war?

_____

_____

_____

Manchmal fällt es uns schwer, diese Fragen an andere zu richten. Wer sich also nicht traut, kann die Fragen stellvertretend für fünf Menschen ausfüllen. Einfach reinschreiben, was Person XY vielleicht antworten würde!

Lies bitte ERST weiter (!), wenn Du den Fragebogen fünfmal ausgefüllt hast, sonst beschummelst Du Dich unterbewusst vielleicht selbst!

Aufgabe B: Finde Deine Muster
Nun gruppiere die Antworten aus Teil A. Einige reflektieren vielleicht Stärken, die Dir schon lange bewusst sind. Andere überraschen Dich vielleicht, weil Du nie daran gedacht hättest, oder es selber gar nicht als Stärke wahrgenommen hast, so selbstverständlich erschien es Dir bisher. Es ist nun mal so: Andere sehen Deine Stärken meist viel klarer als Du selbst. Schreibe für jede „Stärke" und jede „Eigenschaft", jede „Beauty-Power", die genannt wird ein Post-It, und klebe es an Deinen Badspiegel. Doppelungen kannst Du direkt nebeneinander hängen. Und dann bastelst Du daraus Dein persönliches Stärke-Koordinatensystem, in dem Du Dinge höher nach oben hängst, die Dir wichtig erscheinen, und Eigenschaften, die irgendwie zusammenhängen, nebeneinander. Wenn Situationen irgendwie zusammen Sinn machen, in denen Deine Stärken hervortraten, hängst Du sie ebenfalls in einer Gruppe zusammen.

Aufgabe C: Entdecke Deine Stärken
Jetzt hängen vor Dir ein paar tolle Charakter-Eigenschaften, Stärken oder besondere Beauty-Highlights - inklusive der Situationen, wann Du sie jeweils am besten entfalten konntest. Und Du kannst Dich erst einmal freuen, über das, was da vor Dir auf dem Spiegel alles geschrieben steht. Das bist alles Du! So ein toller, schöner Mensch bist Du. Ganz ohne negative Seiten. Das ist Dein Power-Template! Nun kommt der schwierigste Teil. Nachdem Du Deine Stärken sortiert hast, musst du Dich hinsetzen und zu jeder Eigenschaft,

jedem Talent, einen kleinen Absatz schreiben. Es ist wichtig, dass Du es wirklich schriftlich machst, denn so erreichen die Impulse die nötigen Ecken im Gehirn, sich auch festzusetzen. Erst wenn du es schreibst, wird es sozusagen wahr für Dein Gehirn. Schreib auf, wann und worin Du stark und schön bist. Dieser Teil hat gleich drei Effekte: Erstens zwingst du Dein Gehirn, positiv zu denken. Zweitens kannst Du, wann immer die Zeiten mal wieder etwas trübe oder rau werden, die Zeilen lesen, und dadurch mehr Stärke gewinnen. Und drittens helfen die Texte, wenn Du mal vor schwierigen Entscheidungen stehst. Etwa, wie Du einen Streit im Job schlichten könntest, oder ob Du Dir die Haare raspelkurz schneiden sollst, oder sie lieber wachsen lässt.

Aufgabe D: Entwickle Deine Power!
Dies ist der vielleicht wichtigste Schritt, oder zumindest der mit dem größten Einfluss auf Dich und Dein Leben: Schreibe Dir selber Stärke-To-Dos auf. Dafür fragst du Dich, wie Du Deine Superpower noch effizienter einsetzen könntest, und leitest daraus klare To-Dos, also Aufgaben ab. Mal ein Beispiel: Im Job oder auf der Schule begeisterst Du am meisten, wenn Du einen Vortrag hältst, vor anderen sprichst? Dafür hasst Du es ehrlicherweise, Dich mit Zahlen und Tabellen herumzuschlagen? Dann überlege, wie Du eine Allianz eingehen könntest. Gibt es in Deinem Umfeld jemanden, der deutlich introvertierter und leise ist, aber ein Genie sobald es um Zahlen geht? Dann teilt Euch Aufgaben. Er kümmert sich mehr um die hard facts, Du präsentierst. Eine win-win-Situation. Oder, wenn es um

Attraktivität geht: Du wirst dafür bewundert, wie stylish Du Dich kleidest? Aber eigentlich hättest du gerne ein paar Pfund los? Dann such Dir jemanden, der Dich motiviert, mit dem Du zum Beispiel einmal die Woche schwimmen gehst. Du kannst Dir dann Tricks abschauen, und hast jemanden, der Dich zwingt, deinen inneren Schweinehund zu übergehen. Dafür gehst Du mit der Person vielleicht shoppen und hilfst ihr oder ihm, seinen style auf Vordermann zu bringen. Du wirst sehen, man kann sich ganz viel bei anderen abschauen, wenn man dafür etwas zurückgibt. Wo hat eine Freundin oder ein guter Kumpel in einer bestimmten Situation sein oder ihr „bestes Selbst" gezeigt? Was macht er anders als ich? Wie kann ich davon profitieren?

Ich glaube fest daran, dass solche Allianzen jeden von uns weiterbringen, und auf Dauer werden unsere eigenen Stärken immer schillernder und großartiger. Dein schönstes, bestes Ich tritt in den Vordergrund!

Kapitel 6:
ZIGARETTEN, FAST FOOD, ABGASE …
EIN PROBLEM, DAS JEDE HAUT HAT

Ganz egal, ob Du fettige unreine Haut oder trockene und sensible Haut … es gibt einen Klotz, der uns allen (!): im Weg steht, wenn wir attraktiver werden wollen: „Freie Radikale". Auch „Oxidantien" genannt. Die fiesen Störenfriede habe ich ja schon ein paarmal erwähnt. Das sind kleine, wuselnde Terroristen, die unsere Zellen attackieren. **Selbst unter günstigen Bedingungen produziert der Körper über 30 Milliarden von Ihnen. Jeden Tag**! Die Forschung schiebt ihnen mittlerweile sogar einen Großteil der Schuld zu, warum wir überhaupt altern. Auf jeden Fall beeinflussen Sie aber unser Aussehen. Nicht auf die gute art. Denn die kleinen Fieslinge rauben unserer Haut viel Ausstrahlung und Leuchtkraft …

Was genau sind Freie Radikale?
Keine Sorge, das wird hier kein Ausflug in die Chemie. Ich hatte übrigens immer null Punkte in Chemie-Klausuren auf der Schule. Das war irgendwie ja auch eine Art Stress. Nur kurz gesagt: Die sogenannten Oxidantien, sind stark reaktionsfähige, kurzlebige Moleküle mit einem freien Elektron auf der äußeren

Schale. Und sie sind ein ganz normales Nebenprodukt der Zellatmung, da kann man gar nichts dagegen machen. Klingt ja zunächst einmal ganz harmlos. Studien weisen sogar darauf hin, dass freie Radikale für unser Gehirn nicht grundsätzlich schlecht sind. Wahrscheinlich sind sie sogar wichtig dafür, dass das Gehirn ein Leben lang fit und anpassungsfähig bleiben, also gesund altern kann. Anders sieht es aber aus, wenn wir über Haut und Attraktivität sprechen: Das Problem: Die kleinen Teilchen spielen in unserem Körper völlig verrückt, verhalten sich unberechenbar und aggressiv. Sie marodieren durch die Zellen auf der Suche nach einem Elektron. Denn genau das ist das wichtigste Erkennungsmerkmal dieser Fieslinge: Ihnen fehlt ein Elektron! Da muss man kein „FBI-Profiler" sein, um den Tathergang in der Zelle vorherzusagen. Denn wenn erstmal ein solcher Radikaler loslegt, passiert folgendes: Es macht sich auf die Suche nach einem wehrlosen Molekül, um ihm ein Elektron zu entreißen.

Und das führt zu einer Kettenreaktion, es entstehen immer mehr freie Radikale, die Folge ist „oxidativer Stress". Durch diesen Prozess werden erst die Zellmembranen in unserem Körper geschädigt, dann dringen die Freien Radikale bis zum Zellkern und der darin enthaltenen Erbsubstanz vor. Die Zelle wird entweder vorzeitig ersetzt, stirbt also ab (dadurch altern wir), oder sie kann sich sogar verändern. Das kann in der Folge bis zu schwersten Erkrankungen wie Krebs führen. Besonders betroffen von diesem oxidativen Stress ist alles Gewebe, das sich eh schnell erneuern muss, wie zum Beispiel die Haut, Schleimhaut oder Blut.

Wissenschaftler schätzen, dass rund 70 Prozent aller Krankheiten durch Freie Radikale entstehen!

Bei Äpfeln lässt sich übrigens besonders gut beobachten, wie Freie Radikale wirken: Schält man einen Apfel und wartet ein paar Minuten, verfärbt sich die Fruchtoberfläche braun. Eklig, nicht wahr? Freie Radikale haben ihr zerstörendes Werk vollbracht. Das Fruchtfleisch reagiert nämlich mit dem Sauerstoff aus der Luft, freie Radikale entstehen und greifen unmittelbar ihre Zellnachbarn an. Grob vereinfacht gesagt, altert das Fruchtfleisch des Apfels vor unseren Augen.

In Bezug auf unsere Schönheit beeinflussen Oxidantien leider auch das Kollagen und die Lipidschicht der Haut. Straffende Hautfasern werden abgebaut, das Bindegewebe wird schlaffer, der Teint ledrig und fahl.

Im Normalfall verfügt der Körper über eine Art eigene Feuerwehr, die sogenannten Radikalenfänger oder „Anti-Oxidantien". Diese Spezialeinheit kann die von den Bösewichtern ausgelöste zellschädigende Kettenreaktion aufhalten. Solche antioxidativen Enzyme werden vom Körper selber gebildet, allerdings braucht er für die Produktion dieser Einsatztruppe einiges an Material, wie z.B. Kupfer, Zink, Eisen, Selen und die Vitamine A, C, D oder E. Waren die Anti-Oxidantien erfolgreich bei der Abwehr, sind sie danach „verbraucht", der Mensch muss also für Nachschub über die Nahrung sorgen, um den Kampf jeden Tag erfolgreich weiterzukämpfen. Und genau hier liegt das Problem: Wer unter oxidativem Stress leidet, ist höchst wahrscheinlich auch nicht in der Lage, sein Vitamin-Defizit auszugleichen. Denn zu viele

Freie Radikale bedeuten auch immer zu wenig Vitamine. Ein Teufelskreis, aus dem nur entkommt, wer gleichzeitig die Ursachen für Freie Radikale minimiert und seine Vitamin-Zufuhr erhöht.

Wodurch entsteht ein Vitamin-Defizit?
Als Richtlinie für die tägliche Vitamin-Zufuhr gibt es verschiedene Werte für Kinder, Erwachsene, Schwangere, etc. Nun gibt es aber eine endlose Zahl von äußeren und inneren Einflüssen, die unseren Vitaminbedarf erhöhen.

Der Klassiker ist hier natürlich das **Rauchen**. Mit jeder Zigarette wird der Körper geradezu überschwemmt von Freien Radikalen, Schätzungen zufolge entstehen pro Zug hundertmal mehr Oxidantien als der Körper überhaupt Zellen besitzt. Um dagegen anzukommen, muss man schon eine ganze Armada von Vitaminen ins Rennen schicken.

Noch so ein Vitamin-Räuber ist Alkohol: Je höher der tägliche Konsum, desto weniger Vitamine kann der Körper aufnehmen, weil die Leber Nährstoffe schlechter verwerten kann. Dauerstress im Job oder im Privaten, anstrengender Sport, Sonnenbäder und Diäten magern ebenfalls den Vitaminhaushalt ab. Bei Frauen treten zusätzlich Hormonpräparate wie die „Pille" oder schlichtweg eine Schwangerschaft mit in den Reigen der Vitamin-Räuber. Und natürlich ganz zu schweigen von dem Problem unserer Zeit Nummer eins: Wir ernähren uns meist nicht gesund genug! Durch die Überdüngung der Felder enthalten Obst und Gemüse weniger Nährstoffe, Industrie- und Fertig-Produkte liefern kaum die benötigten Vitamine. Aber woher weiß man, in welchen Lebensmitteln viele Vitamine stecken, und in welchen nicht? Denn darauf kommt es doch bei der Bekämpfung der Freien Radikalen an …

Da hat die moderne Wissenschaft einen wichtigen Schritt getan: Es gibt die Liste der sogenannten ORAC-Lebensmittel. Der ORAC-Wert (Oxygen Radical Absorbing Capacity) gibt den Grad an, in dem ein biologischer Stoff ein Freies Radikal ausbremst. Das können Gewürze sein, Beeren, Spinat, Nüsse – im Grunde alles, was man mit der Nahrung aufnehmen kann, und natürlich auch Nahrungsergänzungsmittel. Wahre Booster der körpereigenen Abwehr sind zum Beispiel:

- Pecan-Nüsse
- Goji-Beeren
- rohe Ingwerwurzel
- Artischocken
- Cranberries

Jetzt müsste man es nur noch schaffen, den Stress abzuschalten, regelmäßig sieben Stunden zu schlafen, auf Alkohol und Zigaretten zu verzichten und nicht ohne UV-Schutz aus dem Haus zu gehen. Wissenschaftler gehen übrigens davon aus, dass der Mensch, der Freie Radikale in den Griff bekäme, gut und gerne 120 Jahre alt werden könnte. Um einzuschätzen, wie stark man selber von Freien Radikalen betroffen ist, soll dieser kleine Test helfen:

Einfach jede Frage mit Ja oder Nein beantworten:

- Wohnst Du in einer größeren Stadt mit viel Verkehr?
- Rauchst Du mehr als 5 Zigaretten am Tag?
- Treibst Du viel Sport?
- Isst Du oft fettreiche Mahlzeiten, zum Beispiel Pizza?
- Bist Du (nach dem BMI) übergewichtig?
- Trinkst Du öfters als einmal die Woche Alkohol?
- Isst Du weniger als viermal täglich frisches Obst oder Gemüse?
- Gehst Du manchmal ins Solarium oder sonnst Dich im Sommer gerne?
- Schläfst Du regelmäßig zu wenig oder schlecht?
- 10. Fühlst Du Dich in Deinem Job oft gestresst?
- 11. Hältst Du Dich an eine Diät, um abzunehmen?
- 12. (Frauen:) Nimmst Du die „Pille"?

Abseits aller Krankheiten, regelmäßiger Medikamenten-Einnahme oder Arbeit in Risikoberufen (z.B., wenn jemand Radioaktivität ausgesetzt wäre), gilt:

Wer bei den oben gestellten Fragen mehr als dreimal mit JA geantwortet hat, leidet schon unter erhöhtem oxidativem Stress.

Dies ist natürlich keine wissenschaftliche Aussage, sondern beruht auf allgemeinen Studien und Erfahrungswerten. Wer wirklich exakt wissen möchte, wie stark er von Freien Radikalen betroffen ist, sollte einen Blut- und Urin-Test beim Arzt machen. Der kleine Fragen-Katalog oben soll nur ein Gefühl dafür geben, ob Du mehr Vitamine essen solltest, um den Freien Radikalen den Kampf anzusagen. Denn Vitamine sind nun mal der beste Zellschutz, für den Körper, die Haut und das gute Aussehen.
Hier ein paar schnelle Tricks, wie man die Ausbreitung von Freien Radikalen im Körper ausbremsen kann:

Vor Sonne schützen

Ich weiß ich wiederhole mich, aber man kann es nicht oft genug sagen, denn im Grunde halten sich die wenigsten von uns ausreichend daran. also, noch einmal: UV-Strahlen dringen in das Bindegewebe der Haut ein und schädigen die stützenden Kollagenfasern. Deswegen jeden Tag (!) ölfreien Sonnenschutz verwenden, mindestens LSF 30, und das nicht nur am Strand, sondern jeden Tag! Denn UV-Licht bedrängt die Haut auch an bewölkten Tagen, und ja, auch durch

Bürofenster oder Autoscheiben. Es gilt: Die Sonne scheint so lange, bis sie untergeht!

Im Wald joggen

Regelmäßiger Sport verlangsamt die Zellalterung. Aber wer regelmäßig in der verkehrsreichen Innenstadt joggen geht, belastet die Haut mit Abgasen. US-Studien belegen, dass Moleküle aus dem Auspuff tief in die Haut dringen und Zellen schädigen können. Die Freien radikale feiern dann eine richtige Orgie. Also lieber im Wald laufen oder schwimmen gehen.

Vitamin C essen

Ein wichtiges wasserlösliches Antioxidans - das also gegen Freie Radikale wirkt - ist Vitamin C. Es steckt in vielen Obst- und Gemüsesorten, wie Orangen, Kiwis, Broccoli, Tomaten und Paprika. Mit einem abwechslungs-reichen Angebot lässt sich die empfohlene Zufuhr von 100 mg pro Tag leicht decken. Raucher brauchen aber täglich eine Extraportion, mindestens 150 mg Vitamin C. Und so viel steckt zum Beispiel in:

2 großen Orangen

4 Kiwis

1 kleinen Portion Broccoli oder

1 kleinen Portion Paprika Aber Achtung: Das Gemüse sollte lokal und bio angebaut sein, damit man wirklich die erwartete Menge Nährstoffe kriegt. Gemüse und Obst vom Discounter schafft das zum Beispiel oft nicht.

Vitamine kombinieren

Das kennt man von vielen Nahrungsergänzungsmitteln, die magische Formel A-C-E. Also die drei jeweiligen Vitamine. Und das gilt auch für schöne Haut: Die Vorstufe von Vitamin A, nämlich das Betacarotin, kann freie Radikale unschädlich machen. Es steckt vor allem in roter Paprika, Feldsalat, Karotten und Chicorée. Betacarotin zum Beispiel entfaltet seine Schutzwirkung bei einer täglichen Dosis von 2-4 mg. Das schaffen: - 50 g Feldsalat   - eine halbe rote Paprika oder - eine kleine Portion Wirsing

Aber: „Viel hilft viel" gilt hier nicht." Im Gegenteil! Höhere Mengen an Betacarotin haben sich bei starken Rauchern sogar als schädlich erwiesen. Vitamin E dagegen kriegt man am besten aus hochwertigen Pflanzenölen wie Weizenkeim-, Sonnenblumen- oder Maiskeimöl oder Nüssen, wie Mandeln, Erdnüssen, Haselnüssen und Walnüssen.

Und was bringen Anti-Oxidantien in Cremes?

Mittlerweile gibt es einige großartige Pflegeprodukte mit hoch-effektiven Anti-Oxidantien, die von außen in die Haut eindringen und sich dort als Bodyguards nützlich machen. Das Resultat: Die Haut wirkt erholter, straffer, strahlender und ist besser geschützt gegen die alters-beschleunigenden Freien Radikalen. Mehr dazu in Kapitel 10, meiner persönlichen Hit-Liste der besten Pflegestoffe.

„Eure Heilmittel sollen Eure Nahrungsmittel sein!"
(Hippokrates, griechischer Arzt und Naturbeobachter, 460-370 v.Chr.)

Kapitel 7
DIE ULTIMATIV BESTEN WIRKSTOFFE ALLER ZEITEN

Schön, dass auf jedem Kosmetikprodukt steht, was drin ist. Noch toller wäre es, wenn jemals jemand auf diese Liste der Inhaltsstoffe („INCI") gucken würde. Und selbst wenn, versteht man es meistens ja doch nicht. Umso weiter oben ein Inhaltsstoff steht, desto mehr davon enthält das Produkt. Ganz vorne stehen also die Hauptzutaten, ganz hinten die, von denen am wenigsten verwendet wurde. Und, keine große Überraschung: „Aqua", also Wasser, ist fast überall die Hauptzutat. Klingt absurd - wieso bestehen selbst teure Cremes vor allem aus Wasser? Weil es extrem wichtig für die Haut ist. Der menschliche Körper besteht zu 90 Prozent aus Aqua. Es wirkt als Transportmittel für Nährstoffe in die Zellen und entsorgt beim Rückweg die Abfallstoffe. Ein Drittel unseres menschlichen Wasserreservoirs lagert in der Haut, in den Zellen. Herrscht hier Dürre, sinkt die Widerstandskraft gegen Eindringlinge und Trockenheitsfalten machen sich breit. Deswegen müssen Cremes immer viel Feuchtigkeit liefern. Und sonst so? Ich habe mal meine Hit-Liste der besten Anti-Aging-Wirkstoffe aufgelistet. Wer also gezielt etwas für seine Hautgesundheit und Hautschönheit tun will, achtet mal auf die folgenden Zutaten:

Aloe Vera
INCI: Aloe Barbadensis Leaf Juice

Als wahres Multitalent ist der Saft der Pflanze aus der Familie der Liliengewächse seit mehr als 1000 Jahren für seine feuchtigkeitsbewahrende und regenerierende Wirkung bekannt. Der Extrakt kommt aus den fleischigen Blättern (beziehungsweise Nadeln) der Pflanze, die vor allem in heißen, trockenen Gebieten wächst. Und klar, wenn eine Pflanze in so dürrer, sengender Hitze übersteht, steckt sie voller Feuchtigkeit. Und tatsächlich ist Aloe Vera ein richtiger Durstlöscher für den Teint, reich an wertvollen Inhaltsstoffen wie Enzymen, Polysacchariden, Aminosäuren, Antioxidantien, Mineralstoffen und Vitaminen. Aloe wirkt in Kosmetik eingesetzt regenerierend, beruhigend, abschwellend und unterstützt bei der Wundheilung. Das Blattgel hemmt Stoffe, die bei der Entstehung von Gewebedefekten eine Rolle spielen und regt die Collagenproduktion an, so verleiht es der Haut Elastizität und Spannkraft. Davon profitiert vor allem trockene, sensible, gerötete und gereizte Haut mit sichtbaren Alterserscheinungen. Außerdem ist Aloe non-komedogen, also ein toller frische-Kick für unreine, zu Pickeln neigende Haut.

Extra-Tipp: Aloe wirkt entzündungshemmend, lindernd und kühlend. Das macht es zu einem großartigen After-Sun-Präparat. Am besten kühl, frisch aus dem Kühlschrank auftragen, um die Haut nach der Sonne - oder nach der Rasur - zu entspannen. Oder gezielt nach der Reinigung auf Pickel auftupfen!

Ätherische Öle
INCI: Je nachdem :-)

Ätherische Öle sind die Destillate verschiedener Heil- oder Duftpflanzen. In der Pflanze selbst erfüllen sie verschiedene Zwecke, etwa als Lockmittel für Insekten (zum Bestäuben), als Kommunikationsmittel mit anderen Pflanzen als Schutz vor Bakterien, Pilzen und Insekten, oder gegen UV-Strahlung sowie übermäßigen Wasserverlust durch Verdunstung. Das Wort „ätherisch" bedeutet dabei, dass sich die Öle verflüchtigen, verfliegen. Ihre pflanzlichen Inhaltsstoffe sind oft wertvolle Anti-Aging Substanzen, die nicht nur intensiv duften, sondern auch aufgrund der vielen enthaltenen biochemischen Substanzen enorme Heilkräfte mitbringen. Vor allem enthalten viele ätherische Öle Antioxidantien, als Geheimwaffe gegen vorzeitige Hautalterung. Der Indikator für den Anteil an Antioxidantien ist der sogenannte „ORAC-Wert", der bei ätherischen Ölen sehr hoch sein kann.

Nun sind diese Öle in vielen Cremes als Wirkstoff enthalten, aber sie eignen sich auch hervorragend, um selber mal eine Gesichtspflege oder eine Kompresse als Maske herzustellen. Do it yourself! Dafür mischt man zum Beispiel das gewünschte Öl mit einem 100 % naturbelassenen Trägeröl, etwa Jojobaöl (für trockene Haut) Nachtkerzenöl (für reife Haut) oder Mandelöl (für sensiblen Teint), denn die meisten dieser Öle sind extrem kraftvoll und nicht dazu geeignet, unverdünnt auf die Haut aufgetragen zu werden. Idealerweise mixt man sich dann täglich frisch sein individuelles Öl für die natürliche Hautpflege, nach der Formel: 5 Tropfen ätherisches Öl auf 20 Tropfen Basisöl. Oder man träufelt seine

Lieblings- Mischung auf ein Handtuch und legt es sich als wohltuende Maske in der Badewanne auf. Auch hier gilt die Mischformel: 25 :100). Aber Achtung: Auch wenn es immer wieder heißt, Naturkosmetik sei superverträglich … so einfach ist es nicht. Denn auch die hochreinen Pflanzenöle können Allergien auslösen. **Ein einzelnes ätherisches Öl** besteht aus **bis zu 200 chemischen Bestandteilen, und eben** leider auch aus potentiellen Allergenen wie Linalool, Limonene, Farnesol und Geraniol. Es empfiehlt sich immer, das Öl zunächst am Handgelenk oder in der Armbeuge zu testen, bevor Du es direkt im Gesicht anwendest.

Hier ein paar meiner Lieblings-Öle mit Anti-Aging-Wirkung im Schnelldurchlauf:

Lavendelöl: Hautstraffend
INCI: Lavandula Angustifolia Oil
Lavendelöl ist ein sehr sanftes Öl, das auch direkt auf die Haut aufgetragen werden kann, zum Beispiel kurz vor dem Schlafengehen, um sich schneller und besser zu entspannen. Als kosmetischer Wirkstoff hilft es der Haut bei der Regeneration der Zellen, wirkt gegen Altersflecke und Narben, und hilft bei unreiner Haut, Pickeln, kleinen Wunden und Insektenstichen. Es regt das Wachstum der Hautzellen an, sowie einen Entgiftungsprozess, dadurch verleiht es der Haut strahlenden Glow. Die Essenz ist für alle Hauttypen geeignet und beruhigt vor allem gestresste, empfindliche Haut.

Myrrhe-Öl: Neue Kraft für müde Haut

INCI: Commiphora Myrrha (Myrrh) Oil, Commiphora Myrrha Resin Extract

Heute nutzt man den würzig-warmen, süßen Duft des Balsam-Harzes meistens als Räucherwerk oder in Parfüms. Doch ist Myrrhe als Öl auch ein super Anti-Aging-Treatment, da es Elastizität und Festigkeit der Haut verbessert und Fältchen lindern soll. Es gilt als adstringierend, durchblutungsfördernd, desinfizierend und entzündungshemmend. Zudem hat Myrrhe vitalisierende und hautstraffende Eigenschaften - also perfekt für faltige, langsam erschlaffende Haut. Da Myrrhe in der Aromatherapie die Gebärmutter anregt, sollte man während der Schwangerschaft darauf verzichten.

Orangenblütenöl: Stark gegen Falten
INCI: Citrus Aurantium Amara (Bitter Orange) Flower Oil

Trotz ihres Namens stammt die Orangenblüte nicht von Orangenbäumen, sondern von der Bitterorange, einem ursprünglich in Indien heimischen Busch, der heute in ganz Südeuropa zu finden ist. Das super sanfte Öl beruhigt empfindliche Haut, hellt Fingernägel auf und fördert ihr Wachstum - und kräftigt sogar das Haar, verleiht ihm tollen Glanz. Vor allem ätherisches Neroliöl (das bei der Dampfdestillation von Orangenblüten entsteht) ist ein fantastisches Anti-Falten-Mittel. Vollgepackt mit Flavonoiden schützt und regeneriert seine kraftvolle antioxidative Wirkung die Haut, indem es freie Radikale bekämpft. Da sich das ätherische Öl der Orangenblüte auch sehr positiv auf die Elastizität der

Haut auswirkt, verwendet man es auch zur Vorbeugung von Dehnungsstreifen in der Schwangerschaft.

Rosenöl: Sorgt für tollen Glow
Inci: Rosa damascena flower oil, oder Rosa canina Seed Oil (Wildrosenöl) - seltener auch Rosa mosqueta oder Rosa rubiginosa

Schon seit Jahrhunderten wird ätherisches Rosenöl zur Hautpflege verwendet. Durch seinen hohen Gehalt an ungesättigten Fettsäuren pflegt das Öl besonders trockene, empfindliche und reife Haut, wirkt durchblutungsfördernd, verbessert die Spannkraft der Haut, kurbelt die Zellerneuerung an. Dank seiner entzündungshemmenden Eigenschaften profitiert sogar empfindliche Haut davon. Es reduziert Rötungen und Juckreiz. Übrigens, nicht wundern: Wildrosenöl riecht *nicht* nach Rosen.

Ylang Ylang: Viel Feuchtigkeit für trockene Haut
IMCI: Cananga Odorata Leaf Oil

Dieses ätherische Öl der Blüten besticht durch optimale Hautverträglichkeit, es reguliert die Talgabsonderugen und ist daher sehr gut bei sensibler und fettiger Haut geeignet. Es spendet trockener **Haut** intensive Feuchtigkeit. Gleichzeitig hat es eine ausgleichende, antibakterielle und entzündungshemmende **Wirkung**

Fruchtsäure - Glykolsäure - Salicylsäure: Für glatteren, ebenmäßigeren Teint

Fruchtsäuren stecken (wehe es lacht einer): in Früchten. Logisch. Also etwa in Äpfeln, Zitronen, Kiwi oder Mandarinen. Wegen ihres hohen Säuregehaltes sollte man diese bei Sodbrennen auch lieber nicht essen. Der Begriff „Fruchtsäuren" bezog sich ursprünglich nur auf in Früchten und Pflanzen vorkommende α-Hydroxycarbonsäuren wie Äpfelsäure, Citronensäure, Glycolsäure, Milchsäure und Weinsäure. Aber auch in Zuckerrohr oder Wein steckt viel „AHA" (vom englischen *a-Hydroxy-Acids*). Ein Spezialfall ist die sogenannte aromatische β-Hydroxycarbonsäure: „Salicylsäure". Sie kommt zwar ebenfalls in vielen Pflanzen vor, zeigt aber Unterschiede in der Wirkung, zum Beispiel auf menschliche Haut. Die kleinsten Moleküle hat die Säure aus dem Zuckerrohr (Glykolsäure), die deshalb besonders gut in die Haut einzieht. Aber eines haben all diese Säuren gemeinsam: Sie wirken ideal dort, wo krankhaftes Schuppen und übermäßige Verhornung der Haut auftreten. Unreinheiten, kleine Narben, Warzen, Falten, Pigmentstörungen und Sonnenschäden werden seitdem erfolgreich mit Fruchtsäure behandelt. Bei Akne wird die Säure sogar direkt auf die Pickel getupft. In hohen Konzentrationen (bis zu 70 Prozent) wirken die AHAs **(INCI: z. B. Citric Acid oder Oxalic Acid)** als chemisches Peeling, das die oberste Hautschicht verätzt, und darunter eine neu gebildete, glattere Haut freilegt - das dann aber nur in der Arztpraxis. Zuhause lösen Produkte mit niedriger dosierter AHA verstopfte Talgdrüsen und wirken effektiv gegen Mitesser.

Gesichtspflege mit Salicylsäure **(INCI: Salicylic Acid)** wirken ähnlich wie Fruchtsäure. Sie lösen überschüssige Hornschüppchen, machen die Hornschicht insgesamt weicher, glatter. Glykolsäure **(INCI: Glycolic Acid)** wiederum hellt auf und peelt ab, das ist zum Beispiel toll gegen Pigmentflecke im Alter.

Glyzerin:
INCI: Glycerin

Kurz gesagt: Ein toller Feuchtigkeitsspender! Glycerin dringt in tiefere Hautschichten ein, verbessert den Feuchtigkeitsgehalt der Haut, hält sie für viele Stunden weich und straff. Es ist nicht nur Teil des hauteigenen Feuchthaltesystems, sondern kommt von Natur aus auch in vielen Ölen und Fetten vor, zum Beispiel in Rapsöl. Glyzerin-Kritiker werfen oftmals ein, dass Glyzerin in Kosmetikprodukten auf Dauer austrocknend auf die Haut wirke, weil es das Wasser direkt aus dem Bindegewebe anziehen und binden würde. Das ist aber Quatsch, wenn es in geeigneter Konzentration verwendet wird und Bestandteil einer Rezeptur ist, die bereits Wasser enthält. Dann flutet Glyzerin mit dem enthaltenen Wasser gemeinsam den Teint mit praller Feuchtigkeit, bis in die tieferen Hautschichten. So lindert es Trockenheitsfältchen und sogar rissige Haut, beruhigt strapazierte, juckende und gerötete Haut, und sorgt für ein angenehm samtiges Hautgefühl. Früher erhielt man Glyzerin vor allem aus Mineralölen oder tierischen Fetten, die allerdings zu Irritationen und Unverträglichkeiten führen können. Heute basieren die meisten (guten!) Texturen hingegen auf der besser verträglichen Variante aus Pflanzenölen, etwa Kokos-, Palm- oder Sojaöl.

Hyaluronsäure - Mein persönlicher Superstar für glatte, durchfeuchtete Haut
INCI: Sodium Hyaluronate

Hyaluronsäure ist ein natürlich im menschlichen Körper vorkommendes Polysaccharid, ein Mehrfachzucker. Sie ist ein wichtiger Bestandteil von allen möglichen Vorgängen im Menschen, etwa in der Gelenkflüssigkeit, dem Bindegewebe und der Haut, oder dem Augapfel. Ähnlich wie Glycerin ist auch Hyaluronsäure wasseranziehend und kann Feuchtigkeit binden, versorgt die Haut also anhaltend mit Feuchtigkeit. Relativ zu ihrer Masse kann Hyaluronsäure nämlich sehr große Mengen an Wasser binden. Der Glaskörper im menschlichen Auge besteht beispielsweise zu 98 % aus Wasser, das von nur 2 % Hyaluronsäure gebunden wird. Anders gesagt: Nur ein einziges Gramm Hyaluron kann sechs Liter Wasser binden! Daher wird „HA" (hyaluronic acid) für ihre enorme feuchtigkeitsspeichernde und feuchtigkeitsspendende Wirkung geschätzt.

Nochmal: Feuchtigkeitsverlust führt zu Hautalterung, da die Haut an Volumen verliert und so schlaffer und faltiger wird. Und genau hier kommt die Hyaluronsäure ins Spiel, sie wird sogar als „Schlüsselmolekül der Hautfeuchtigkeit" bezeichnet. Auch dass trockene Haut oft müde und erschöpft wirkt, liegt daran, dass ihr wertvolle Feuchtigkeit fehlt. Durch Umwelteinflüsse, wie zum Beispiel die allgegenwärtige böse UV-Strahlung, aber auch durch Stress, sowie das ganz natürliche Älterwerden, sinkt erst der HA-Spiegel im menschlichen Körper, die Haut verliert in der Folge an Feuchtigkeit und Volumen. Trägt man nun Hyaluronsäure in Seren oder

Cremes auf, so sorgt ihre feuchtigkeitsbindende Wirkung dafür, dass die Haut glatter wirkt, erfrischt, erholt und jugendlich. Das kann man sich vorstellen wie einen schlaffen Wasserballon: Ist er prall gefüllt, sieht er straff aus. Lässt man Wasser ab, schrumpelt die Oberfläche. Nichts anderes passiert mit unserer Haut. So kann Hyaluronsäure den Teint ein bisschen mit Feuchtigkeit vollpumpen, Falten wirken weniger dominant. Zusätzlich hat Hyaluronsäure auch einen positiven Einfluss auf das für die Hautelastizität verantwortliche Kollagen und die Regeneration von Hautzellen. Eine Minderung des Hyaluronsäure-Levels in der Haut bedeutet somit nicht nur Feuchtigkeitsverlust, sondern auch Straffheitseinbußen und eine verlangsamte Hautregeneration. Und andersherum: Injektionen beim Beauty-Doc mit Hyaluronfillern „plumpen" nicht nur direkt die Haut auf, sondern haben auch einen langfristigen Effekt, indem sie die Kollagenbildung ankurbeln (solange man die Dosierung nicht übertreibt!).

Vitamin A / Retinol
INCI: Retinol

Reines Retinol kann Falten reduzieren. Wirklich! Messbar. Aber der Reihe nach: Retinol ist eine sehr wirksame, natürliche Form des Vitamin A, das Falten bekämpft, die Hautstruktur dicker und elastischer macht, und als Antioxidans gegen freie Radikale wirkt. Zur Wirkung gibt es unzählige Studien, und manche Beauty-Docs nennen Retinol sogar den einzig relevanten, nachweislich wirksamen Anti-Aging-Wirkstoff überhaupt. Es regt im Alter träge gewordene Hautzellen an, sich wieder schneller zu teilen. Dadurch wachsen von unten junge Zellen nach, die oberste Hautschicht wird widerstandsfähiger, der Teint sieht ebenmäßiger und glatter aus. Sogar gegen erweiterte Äderchen, Couperose (siehe „Big Book of Beauty Band 1: Wunderschöne Haut") und Pigmentflecken wirkt der Star-Wirkstoff. Kosmetikprodukte mit Vitamin A sind aber nicht nur ideal für reife Haut, sondern eignen sich auch hervorragend für fettigen Teint oder Mischhaut. Denn Retinol löst auch Verstopfungen aus Poren, und verfeinert das Hautbild. Allerdings zeigt sich die Wirkung erst nach mindestens vier Wochen regelmäßiger Anwendung. Hinweis: Da Retinol extrem wirksam ist, kann es auch die Haut schon mal reizen. Deswegen gibt es für empfindlicheren Teint Abwandlungen mit geringeren Dosen des Retinylesters 'Retinyl Palmitate'. Dabei handelt es sich um eine Retinol-Vorstufe, die in der Haut erst einmal in Retinol umgewandelt wird.

Allerdings sollte Retinol-Ester, genau wie das reine Retinol, nur abends aufgetragen werden.

Und noch schnell ein Wort zu schlechten Wirkstoffen:

Es ist bei Beauty wie immer im Leben: Wo viel Licht, da gibt's auch Schatten. Oder so ähnlich. Jedenfalls liegt die Logik mancher Kosmetik-Hersteller nahe: Die Branche boomt, die Leute kaufen viiiiiel, viel Beauty-Zeug. Warum also nicht mit billigen Inhaltsstoffen auf dem Markt mitmischen, und dadurch den Gewinn optimieren? Oder warum nicht das Blaue vom Himmel runterversprechen, die Kunden werden das schon nicht hinterfragen. In der Folge gibt es unzählige Wirkstoffe, die nicht halten, was die I-Marketingköpfe der Industrie da so daherplappern. Ein Beispiel: Ich saß vor ein paar Jahren auf dem Vortrag eines Schweizer Luxus-Herstellers, ein Symposium nur für Medizin-Journalisten. Und vorne am Rednerpult stand eine Marketing-Dame, die alle Vorzüge eines neuen Anti-Aging-Serums erläutern wollte. Zitat: „Das Serum wirkt exakt so gut wie ein Filler, auf die gleiche Weise, mit den gleichen Ergebnissen." Auf meine vorsichtige Nachfrage, ob sie das ernst meint, wiederholte sie das sogar noch einmal. Und alle Journalisten um mich herum schrieben fleißig mit. Ich war fassungslos, erläuterte, dass es ja wohl nicht ihr Ernst sein kann, eine äußerlich aufgetragene Geltextur mit etwas zu vergleichen, das mit einer Kanüle tief injiziert wird. „Doch, doch. Das ist das Gleiche." Sie blieb standhaft. Und ich bin wortlos aufgestanden und gegangen. Viel zu oft wird man in dieser Branche für dumm verkauft, egal ob von Billig-Herstellern oder den Luxus-Granden. Viel zu viele Menschen beschäftigen sich mit Beauty, ohne den Hauch einer Ahnung zu haben.

Das gilt für Marketing- oder Werbe- „Experten" genauso wie für Journalisten. Oder für Vlogger, Blogger und Influencer. Aber die Kundinnen und Kunden werden immer schlauer, sind nicht so dumm, wie die Werbung uns gerne hätte. Wenn etwa auf einem Produkt steht: „Eine sichtbare Wirkung gegen Fältchen binnen vier Wochen", dann ahnt mittlerweile wahrscheinlich jeder und jede, dass das grober Unsinn ist. Denn in Wirklichkeit ergeben die aller-aller meisten Cremes in vier Wochen gar keine, oder nur kaum messbare Verbesserungen unterhalb der Wahrnehmungsgrenze. Aber ich stehe trotzdem auf und zu Beauty, mit vollem Herzen. Denn auch wenn Falten nicht „weggezaubert werden" (auch so ein Unwort), dann stimmt es trotzdem, dass gut und regelmäßig gepflegte Haut langfristig einfach besser aussieht. Und zweitens fühlt man sich einfach großartig, wenn man in seine eigene Attraktivität investiert. Eine tolle Gesichtscreme hat für mich den gleichen Effekt wie etwas Schickes zum Anziehen, ein paar Sneaker, oder ein neues Accessoire. Es pusht mein Selbstwertgefühl. Und es stimmt auf jeden Fall zu 100 Prozent: Wer sich regelmäßig pflegt, sieht ein Stück weit das, was er sehen will. Heißt: Auch wenn die Antifaltencreme nicht in vier Wochen irgendeinen sichtbaren Effekt liefert, dann fühlen wir uns trotzdem attraktiver. Und da kommt die positive Psychologie wieder ins Spiel: Wenn ich selber mein Spiegelbild hübscher finde, laufe ich glücklicher durchs Leben, strahle mehr, kriege mehr Komplimente … und bin am Ende tatsächlich attraktiver als vorher. Nur soll die Beauty-Industrie uns auf dem Weg dahin bitte nicht für dumm verkaufen. Mehr verlange ich ja gar nicht. :-))))

Mal so ein Beispiel, von dem ich immer wieder lese und das dadurch trotzdem nicht richtiger wird: Kollagen! Als Wirkstoff in Cremes, Tabletten oder als Getränk. Und viele dieser Produkte, die Kollagen enthalten, sind sogar richtig teuer. Weil sie so einen tollen Anti-Aging-Effekt haben sollen, Falten glätten, und so weiter. Die Wahrheit sieht ganz anders aus.

Kollagen
INCI-Namensbetandteil: Collagen

Kollagen ist ein wichtiges Eiweißmolekül in unserem Körper, sogar das am häufigsten im menschlichen Körper vorkommende Eiweiß überhaupt, und Hauptbestandteil des Bindegewebes. Es stützt das Bindegewebe der Haut, dadurch bleibt die Haut elastisch und geschmeidig. Am besten stellt man sich Collagen als hartes, faseriges Protein vor, und „hart" trifft es ziemlich gut: Kollagene Fasern sind stärker als Stahl. An „Muskeln aus Stahl" ist also tatsächlich was dran. Ein Körper mit viel Collagen sieht aber nicht nur jugendlicher und dynamischer aus, die Wirkung geht viel tiefer. Denn hat man erst mal zu wenig Kollagen, werden die Knochen spröde, Sehnen unflexibel und Gelenkprobleme entstehen wie aus dem Nichts. Und es ist wie so oft im Leben, mit zunehmendem Alter nimmt die Fähigkeit unseres Körpers ab, Kollagen selber zu produzieren. Nur bis zu einem Alter von ungefähr 25 Jahren ist die Produktion höher als der Abbau! Sonnenbäder, Alkohol, Nikotin und Stress bringen die Produktion zusätzlich aus dem Takt.

Um den Regenerationsprozess der Haut wieder anzukurbeln, werden Kollagen-Fragmente zum Beispiel in Form von „Poly-Kollagen-Peptiden" in Pflegeprodukten eingesetzt, von der Creme bis zum Lippenstift. Kling doch gut, nicht wahr? eben: Nicht wahr.

Zugesetztes Kollagen in Beauty Produkten wird oft aus Schlachtabfällen von Schwein und Rind gewonnen. Die Abfälle werden aufbereitet und gereinigt, und zu Kollagen-Pulver verarbeitet. Dann hat man also Schlachtabfälle, die man sich auf das Gesicht cremt. Na gut, das könnte ja noch Geschmackssache sein. Es bleibt aber unerfreulich: denn die Kollagenstücke, die salopp gesagt, dann auf der Haut liegen, ziehen gar nicht tief genug in die Haut ein, um zu wirken. Was man stattdessen bräuchte, ist eigenes Kollagen, dass die eigenen Hautzellen, die Fibroblasten, produzieren. Da würde jetzt jeder Kosmetik-Hersteller widersprechen, und auf günstige Studien verweisen. Immerhin gibt es mittlerweile sogar Trinkampullen, die flüssiges Kollagen anbieten. Wie das vom Mund über den Magen-Darm-Trakt in dieser Form an den richtigen Hautstellen in biologisch relevanter Weise ankommen soll, lässt aber selbst hartgesottene Wissenschaftler stutzen. Studien hin oder her. Es bleibt dabei: Für eine ernstzunehmende, langfristige Wirkung muss die körpereigene Kollagenbildung angeregt werden. Am ehesten geht das noch über eine Hautpflege, die der Haut wertvolle Antioxidantien wie Vitamin C und Retinol zuführt. Beide Inhaltsstoffe können nachweislich Kollagen aufbauen.

Und Kollagen in der Ernährung?

Die Mischung spezieller Aminosäuren in Kollagen ist so großartig, weil genau diese Stoffe in der westlichen Ernährung meistens Mangelware sind. Es sei denn, Sie essen viel kleine Knochen (etwa Sardinen oder Sardellen), und kochen sich regelmäßig eine frische Knochenbrühe. Nein? Dann wird es schwierig, Kollagen über normale Lebensmittel zu bekommen. Denn um die ideale tägliche Zufuhr von 10 g reinem Kollagen über die Nahrung zu gewährleisten, müsste man schon mehr als ein halbes Kilo Fleisch pro Tag essen. Besonders frische Leber beziehungsweise Innereien, und Knochen. Allerdings gilt für Erwachsene bekanntlich die Richtlinie, höchstens 600 Gramm Fleisch oder Wurst zu essen -einmal pro Woche! Ich persönlich finde, diese Option fällt also schlichtweg auch flach. Stattdessen gibt es aber easy Tricks, die dem Körper tatsächlich helfen, selber die Kollagenproduktion anzukurbeln, oder zumindest die natürlicherweise sinkende Kollagen-Produktion zu verlangsamen.

Exkurs:
Kollagen natürlich stärken:

1. Gewichte stemmen

Generell ist die körpereigene Kollagensynthese abhängig von mechanischen Reizen, also von Bewegung. Das ist wohl ein Grund dafür, warum bei den meisten Gelenk- und Muskelschmerzen nicht Stillhalten, also Schonung, sondern Bewegung die größte Schmerzlinderung verschafft. Es ist erwiesen, dass jegliches Krafttraining dazu beiträgt, das Kollagen-Level in den Sehnen zu erhöhen. Nachweislich kann man Bänder und Gelenke effektiv weiterentwickeln und regenerieren, wenn auf wiederholte kurze Aktivitätsperioden die das Bindegewebe belasten (insgesamt unter 10 Minuten pro Muskelgruppe), lange Ruheperioden folgen (mindestens 6 Stunden).

2. Zucker verbannen

Es sollte Allgemeinwissen sein, aber man kann es nicht oft genug sagen: Der Verzicht auf Zucker, industrielle Samenöle und stark verarbeitete Lebensmittel ist Schritt eins jeder gesunden Ernährung. Raus mit Junk Food, Tiefkühlpizza und Schoko. Sie sind nicht nur unglaublich entzündungsfördernd - und das „Altern" ist im Grunde nichts anderes als eine einzige Entzündung. Sie beschleunigen außerdem den Kollagen-Abbau.

3. Farben essen

Blaubeeren, blaue Trauben, Heidelbeeren und violetter Kohl haben eines gemeinsam: Sie enthalten viel Anthocyane. Diese speziellen sekundären Pflanzenstoffe, auch „Bioflavonoide" genannt, erhöhen gezielt das Kollagen im Körper. Allerdings braucht der Körper dazu immer Kupfer. Die Kollagensynthese wird direkt von der Verfügbarkeit des Spurenelementes gesteuert. Also Schalentiere, Nüsse, Shiitake-Pilze und Sesamsamen mit auf den Speiseplan setzen!

Schlusswort -
Und noch ein Versprechen!

Du hast es geschafft. Das waren meine ultimativen Experten-Tricks, quasi das Allerbeste, was ich in den letzten 20 Jahren selber erfahren und gelernt habe, in Studien und endlosen Selbstversuchen.

Vielen Dank, dass Du mit mir durch rund 140 Seiten Charisma-Basiswissen durchmarschiert bist. Und vielen Dank für die Zeit, die Du mit mir verbracht hast. Ich hoffe, Du hast ganz viel mitgenommen, schnelle Tricks und life-hacks, die Du in Zukunft vielleicht wirklich umsetzen möchtest.

Und ich verspreche, Die Reise geht spannend weiter! Auch die anderen Bücher dieser Reihe stecken voller Übungen, praktischer Anleitungen und Selbsttests. Wenn Du also Lust hast, noch besser auszusehen, entspannt mit dem Älterwerden umzugehen (in jedem Alter! Von 20 bis 99), und einfach glücklicher im Leben zu werden - dann bist Du bei mir goldrichtig!

Wenn Du möchtest, treffen wir uns wieder …

Dein Constantin

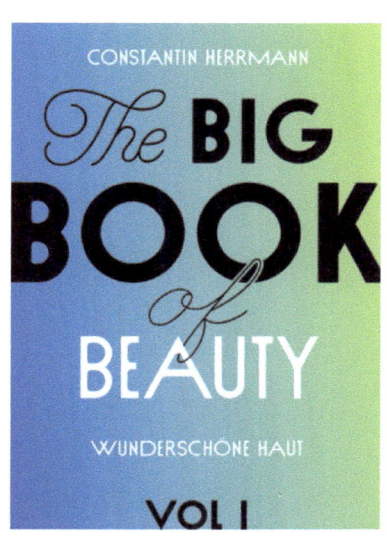

Big Book of Beauty
Teil 1: Wunderschöne Haut
Die 111 ultimativ besten Experten-Tricks aller Zeiten

Reine, glücklich strahlende Haut mit dem gewissen „Glow" … Welche Creme brauche ich dafür wirklich, und wie viele? Was ist dran am Skin-Food, wie sieht die perfekte daily routine aus? Und warum sind so Tipps wie „Viel Wasser trinken" oder „Regelmäßig Fisch essen" nicht wirklich hilfreich.

Ein Mitmach-Buch mit Selbsttests, Seiten zum selber ausfüllen, randvoll mit konkreten Anleitungen, Tricks, Tipps, life-hacks, Experten-Wissen und Insider-Geheimnissen. Unkompliziert, mega effektiv, und unterhaltsam zu lesen - ohne zu viel Chemie, Biologie oder Fachsprache. Kurz gesagt: **Hier steht, was wirklich hilft!**

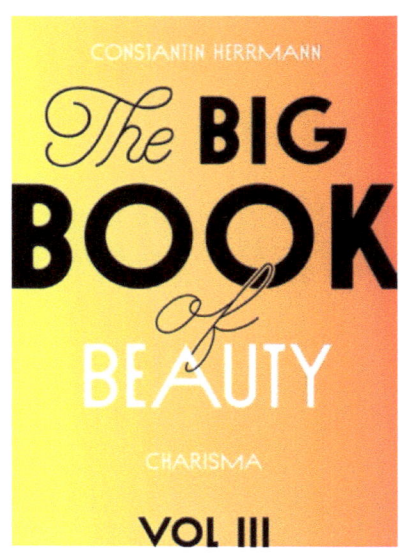

Big Book of Beauty
Teil 3: Charisma
Wie Du Deine Ausstrahlung boostest und umwerfend anziehend auf andere wirkst!

Anziehungskraft, Magie, das gewisse Etwas: Charisma ist der Stoff, aus dem Legenden entstehen. Der manche Leute mächtig und andere zu Superstars macht. Aber wenn wir ehrlich sind, dürfte es den meisten von uns doch ähnlich gehen: Unsere Persönlichkeit könnte ein bisschen mehr Strahlkraft vertragen. Dieses Buch voller praktischer Alltags-Tipps, konkreter Übungen und Psycho-Strategien hilft allen, ihr Selbstbewusstsein zu stärken, Menschen zu begeistern, und die umwerfendste Version ihrer selbst zu werden. Mit Sofort-Tricks, Soul Food, beauty-hacks und vor allem: Ganz viel Selbstliebe.

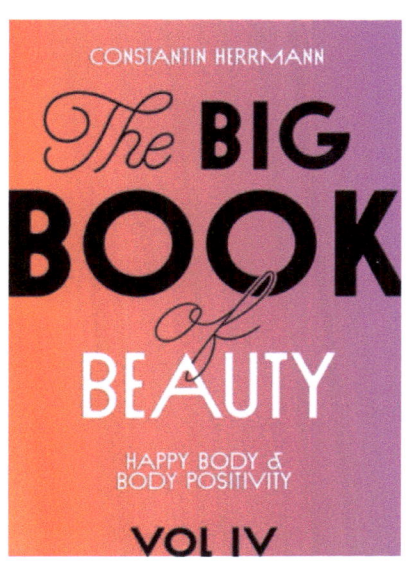

Big Book of Beauty
Teil 4:
HAPPY BODY & BODY-POSITIVITY
Wie aus jedem Körper ein Traumkörper wird

Jeder Körper ist einzigartig, und jeder Körper ist wunderschön! Aber eines haben sie alle gemeinsam: Wir müssen uns und unseren Körper lieben, damit wir uns so richtig gut fühlen. Challenge accepted!
Dieses Buch steckt voller Tricks und life hacks, wie man seinen body pflegt – von innen und von außen. Wie man sich smart ernährt, welche Diät-Lügen man kennen sollte. Welche Pflege-Routine der Haut schmeichelt (je nach Jahreszeit). Und vor allem: Wie man in den Spiegel schaut und schön findet, was man sieht.